中医经典文库

此 事 难 知

元·王好古　著

主　校　江凌圳

校　注　江凌圳　王　英
　　　　竹剑平　施仁潮

审　校　盛增秀

U0322405

中国中医药出版社

·北　京·

图书在版编目（CIP）数据

此事难知／（元）王好古著；江凌圳主校. —北京：中
国中医药出版社，2008. 4（2018. 8 重印）
（中医经典文库）
ISBN 978-7-80231-391-0

Ⅰ. 此… Ⅱ.① 王…② 江… Ⅲ. 中医学临床—中国—元
代 Ⅳ. R24

中国版本图书馆 CIP 数据核字（2008）第 020282 号

中国中医药出版社出版
北京市朝阳区北三环东路 28 号易亨大厦 16 层
邮政编码 100013
传真 64405750
山东百润本色印刷有限公司印刷
各地新华书店经销

*

开本 850×1168 1/32 印张 3.875 字数 65 千字
2008 年 4 月第 1 版 2018 年 8 月第 6 次印刷
书 号 ISBN 978-7-80231-391-0

*

定价 18.00 元
网址 www.cptcm.com
如有质量问题请与本社出版部调换（010–64405510）
版权专有 侵权必究
社长热线 010 64405720
读者服务部电话 010 64065415 010 84042153
书店网址 csln. net/qksd/

《中医经典文库》专家顾问委员会

前 言

中华医药源远流长，中医药理论博大精深，学说纷呈，流派林立，要想真正理解、弄懂、掌握和运用她，博览、熟读历代经典医籍，深入钻研，精思敏悟是必经之路。古往今来，凡是名医大家，无不是在熟读精研古籍名著，继承前人宝贵经验的基础上，厚积薄发、由博返约而成为一代宗师的。

故此，老一辈中医药专家都在各种场合呼吁"要加强经典学习"；"经典是基础，传承是关键"。国家有关行政部门也非常重视，在《国家中长期科学和技术发展规划纲要（2006～2020）》中就明确将"中医药传承与创新"确立为中医药领域的优先主题，国家中医药管理局启动了"优秀中医临床人才研修项目"，提出了"读经典，做临床"的口号。我们推出这套《中医经典文库》，也正是为了给广大中医学子阅读中医经典提供一套系统、精良、权威，经得起时代检验的范本，以倡导研读中医经典之风气，引领中医学子读经典、用经典，为提高中医理论和临床水平打牢根基。

本套丛书具有以下特点：①书目权威：丛书书目先由全国中医各学科的学科带头人、一流专家组成的专家指导委员会论证、筛选，然后经专家顾问委员会审核、确定，均为中医各学科学术性强、实用价值高，并被历代医家推崇的代表性著作，具有很强的权威性；②版本精善：在现存版本中精选其中的最善者作为底本，让读者读到最好的版本；③校勘严谨：聘请具有深厚中医药理论功底、熟谙中医古籍文献整理的专家、学者精勘细校，最大限度地还原古籍的真实面貌，确保点校的高质量。

在丛书出版之际，我们由衷地感谢邓铁涛、朱良春、李经纬、余瀛鳌等顾问委员会的著名老中医、老专家，他们不顾年

— 1 —

迈，热情指点，让我们真切感受到老一辈中医药工作者对中医药事业的拳拳挚爱之心；我们还要感谢专家指导委员会的各位专家和直接参与点校整理的专家，他们不辞辛苦，兢兢业业，一丝不苟，让我们充分领略到中医专家的学者风范。这些都将激励我们更加努力，不断进取，为中医药事业的发展贡献出更多无愧于时代的好作品。

中国中医药出版社

2007 年 1 月

校 注 说 明

王好古，字进之，号海藏。元·赵州（今河北赵县）人，约生活于公元 1200～1264 年，是元代著名医学家，易水学派的代表人物之一。王氏学验俱丰，著述较多，据《全国中医图书联合目录》记载，现存其著作有《阴证略例》、《医垒元戎》、《汤液本草》、《此事难知》和《海藏癍论萃英》等五种，前四种是其代表作。其余尚有《仲景详辨》、《伤寒辨惑论》、《标本论》、《十二经药图解》、《活人节要歌括》、《仲景一集》、《光明论》、《伊尹汤液仲景广为大法》、《三备集》、《疗痛疽耳眼本草要钞》、《钱氏补遗》、《辨守真论》等多部著述，均已散佚。鉴于《阴证略例》一书学术和应用价值较高，国内现有版本在文字上互有错、漏、衍、倒等现象，且个别文句深奥难懂，为了使这部古医籍更好地发挥作用，特予以校注和标点，兹将有关事项说明如下：

一、版本选用情况

本次校勘以清光绪五年己卯归安陆心源刻十万卷楼丛书本为底本，《中国医学大成》本（1997 年中国中医药出版社出版）为主校本，《三三医书》本（1998 年中国中医药出版社出版）为参校本。

二、校注的具体方法及其他

1. 校勘采取"四校"（对校、本校、他校、理校）综合运用的方法，一般以对校、他校为主，辅以本校，理校则慎用之。

2. 底本与校本文字不一，若显系底本错讹而校本正确者，则据校本改正或增删底本原文，并出注记；如属校本有误而底本不误者，则不校注；若难以肯定何者为是，但以校本文义较胜而有一定参考价值，或两者文字均有可取需要并存者，则出注记，说明互异之处，但不改动底本原文。

3. 对难读难认的字，注明读音，一般采取拼音和直音相结合的方法标明之，即拼音加同音汉字。

4. 对费解的字和词、成语、典故等，予以训释，用浅显的文句解释其含义，力求简洁明了，避免烦琐考据。

5. 由于年深代远，历经展转传抄，原著中少数文句难以读通，又限于条件无法予以校正，姑存其旧，有待考证。

6. 繁体字、异体字、俗字直接改为通行简化字，不出注记。

7. 原书引用他人论述，特别是引用古代文献，每有剪裁省略，凡不失原意者，一般不据他书改动原文；若引文与原意有悖者，则予以校勘。

8. 全书添加现行的标点符号，以利阅读。值得说明的是，文中涉及书名加书名号；凡引用《灵枢》、《素问》等篇名时，亦加书名号；书名与篇名同时引用时，用书名号，且书名与篇名间用隔点隔开，如《素问·上古天真论》、《灵枢·小针解》等。若泛言"经云"、"本草云"时，其"经"与"本草"不加书名号。原书引用古代文献，因其往往不是古籍原文，故引文后只用冒号而不用引号。

9. 原书为竖排版，现改为横排，故凡指方位的"右"、"左"，均相应地径改为"上"、"下"。

10. 原书目录较紊乱，体例不一，特予重新整理。有据正文改动原目录者，有据原目录改动正文者。限于我们的水平，校点中难免存在不少缺点和错误，敬请同道指正。

校注者

2007 年 12 月

序

予读医书几十载矣，所仰慕者，仲景一书为尤焉。然读之未易洞达其趣，欲得一师指之，遍国中无有能知者。寤而思，寐而思，天其勤恤①，俾我李公明之，授予及所不传之妙。旬储月积，浸②就编帙，一语一言，美无可状，始而终之，终而始之，即无端之圜③璧也。或有人焉，厌闻而恶见者，岂公徒使之然哉？彼未尝闻，未尝见，耻夫后于人之过也。因目之曰《此事难知》，以其不因师指也。人徒见是书为伤寒之法，而不知上合轩岐之经，中契越人之典，下符叔和之文，兹又言外不传之秘，具载斯文矣。

时至大改元④秋七月二十有一日古赵王好古识⑤

---

① 勤恤：忧悯；关怀。
② 浸：渐渐。
③ 圜（yuán）：同"圆"。
④ 至大改元：据汪曰桢考证，疑是"至元"之误，见《阴证略例》后序。
⑤ 识：四库本作"撰"。

后　序

东垣先生医书一帙，予府已锓梓[①]传于世矣。今又得一书，亦东垣治疾之法，名曰《此事难知》。盖医之为道，所以续斯人之命，而与天地生生之德，不可一朝泯也。秦焚六经而废周公、孔子之道，幸而医书存世。考诸经者，则知黄帝与岐伯之论辩，反覆推明五运七气之秘，以立补泄之法，所以拯斯人之疾，而人之死生系焉。岐黄既远，求能推诸五运七气，而察阴阳升降之候，定脏腑虚实之所因，合经络上下之所属，而能起死回生者鲜矣。噫！克绍[②]明之者，其惟东垣先生乎？先生是书，乃言外不传之秘，诚为人所难知。然方剂虽载其妙理，有不可得而明言者，在乎心领而神会耳。唐·许胤宗曰：医者，意也。思虑精则得之，此之谓欤！而孟轲氏曰：梓、匠[③]、轮、舆[④]，能与人规矩，不能与人之巧。亦此谓也。予用寿行而与四方之士共焉，则济人利物之一端，未必无小补云！

成化甲辰岁仲夏既望荆南一人识

---

①　锓（qǐn）梓：特指刻书板。

②　克绍：能继承也。

③　梓、匠：梓人和匠人，木工。古代梓人造器具，匠人造房屋。

④　轮、舆：轮人和舆人，古代造车的匠人。

目　　录

卷　上

新安　吴勉学　校

医 之 可 法

　　自伏羲、神农、黄帝而下，名医虽多，所可学者有几人哉？至于华氏之剖腹、王氏之灸针，术非不神也，后人安得而效之？非岐伯之圣经，雷公之《炮炙》，伊挚之汤液，箕子之《洪范》，越人之问难，仲景之《伤寒》，叔和之《脉诀》，士安之《甲乙》，启玄子之传注，钱仲阳之论议，皆其活法。所可学者，岂千方万论印定后人眼目者所能比哉？其间德高行远，奇才异士，与夫居缙绅、隐草莽者，然有一法一节之可观，非百代可行之活法，皆所不取也。岂予好辩哉？欲使学者观此数圣贤，而知所可慕而已。或有人焉，徒能广览泛涉，自以为多学，而用之无益者，岂其知本？

或问手足太阳手足阳明手足少阳俱会于
首然①六阳会于首者亦有阴乎

答曰：有。六腑者六阳也，五脏者五阴也。肺开窍于鼻，心开窍于舌，脾开窍于口，肝开窍于目，肾开窍于耳，是五阴也。又有厥阴与督脉会于巅，是六阴也。耳者，肾也，复能听声，声为金，是耳中有肺也。鼻者，肺也，复能闻臭，是鼻中有心也。舌者，心也，复能知味，是舌中有脾也。目有五轮，通贯五脏。口为脾，脾为坤土，主静而不动，故无所兼。言耳、鼻、舌各兼一，目兼四，此与督脉，共计十三阴也。脑为诸体之会，即海也，肾主之，是为十四阴矣！

经 脉 终 始

寅，手太阴肺，始于中焦，终于次指内廉，出其端。

卯，手阳明大肠，始于大指次指之端，终于上，侠鼻孔。

辰，足阳明胃，始于鼻，交頞中，终于入大指间，出其端。

---

① 然：四库本作"故曰"。

巳，足太阴脾，始于大指之端，终于注心中。

午，手少阴心，始于心中，终于循小指之内，出其端。

未，手太阳小肠，始于小指之端，终于抵鼻，至目内眦，斜络于颧。

申，足太阳膀胱，始于目内眦，终于小指外侧，出其端。

酉，足少阴肾，始于小指之下，终于注胸中。

戌，手厥阴心包，始于胸中，终于循小指次指，出其端。

亥，手少阳三焦，始于小指次指之端，终于至目兑眦。

子，足少阳胆，始于目兑眦，终于小指次指，循大指内，出其端，贯爪甲，出三毛。

丑，足厥阴肝，始于大指聚毛之上，终于注肺中。

手之三阳，从手走头；足之三阳，从头走足，是高能接下也。

足之三阴，从足走腹；手之三阴，从腹走手，是下能趋上也。

故上下升降而为和。《易》曰：天道下济而光明，地道卑而上行。《易》曰：山泽通气，故气寄于辛，用于寅，平旦始从中焦注，循天之纪，左旋至丑而终。昼夜通行五十度，周流八百一十丈。夫倡则妇随，血随气而上行，殊不见润下之意。经云：气主煦之，升也；血主濡之，润也。《书》云：水曰润下。如何说得从气之血，有不行之体，如百川右行，东至于海。请示。

日　　用

腹临泰壮夬乾姤，遁否观剥坤二六。

青白正分开与辟，赤黑往来通道路。

泰即居艮否居坤，乾作天门巽地户。

气终于丑始于寅，血谛辛阴从下去。

丙潜壬内却从高，顺至乙穴还上注。

妇随夫唱几曾停，万派千流无暂住。

血气包含六子中，昼夜行流五十度。

食时骸理敬修行，玄府身周匀闭拒。

排山倒海毒非常，撩鼻燃髭心不怖。

天长地久太虚持，不亏八一元来数。

休说乘虚谩履空，赢取康宁三六足。

知之非难行之难，造次颠沛宜常虑。

人肖天地

且天地之形如卵，横卧于东、南、西、北者，自然之势也。血气运行故始于手太阴，终于足厥阴。帝曰：地之为下否乎？岐伯曰：地为人之下，太虚之中也。曰：冯乎？曰：大气举之也。是地如卵黄在其中矣！又曰：地者，所以载生成之形类也。《易》曰：坤厚载物，德合无疆。信乎天之包地，形如卵焉。故人首之上，为天之天；足之下，为地之天。人之浮于地之上，如地之浮于太虚之中也。地之西始于寅，终于丑；血之东根于辛，纳于乙，相随往来不息，独缺于乾巽，为天地之门户也。启玄子云：戊土属乾，己土属巽。遁甲曰：六戊为天门，六己为地户。此之谓也。经云：天地者，万物之上下；左右者，阴阳之道路；气血者，父母也；父母者，天地也。血气周流于十二经，总包六子于其中，六气，五行是也。无形者包有形，而天总包地也。天左行而西气随之，百川并进而东血随之。

问脾寄于坤如何是损至第三若从脾为第二从肾为第四请言脾数

答曰：脾虽寄于坤，实用于巳，从上肺、心，从下肾、肝，脾中得三数也。如气寄于辛而用于寅，包络、三焦寄于丑而用于申也，此人之所以肖天地而生。《易》曰：乾为首，坤为腹，震为足，巽为股，坎为耳，离为目，艮为手，兑为口。

明经络之数有几

答曰：十二大经之别，并任、督之别，脾之大络脉，别名曰大包，是为十五络，诸经皆言之。予谓胃之大络，名曰虚里，贯膈络肺，出于左乳下，其动应衣[①]，脉宗气也，是知络有十六也。

问三焦有几

答曰：手少阳者，主三焦之气也。《灵枢经》云：足三焦者，太阳之别也，并太阳之证，入络膀胱约下焦。是知三焦有二也。

问脏腑有几

答曰：肝、心、脾、肺、肾，兼包络，一名命门，为六脏；胆、小肠、胃、大肠、膀胱，兼三焦，为六腑。计之十二矣，故包则为一腑矣，是为十三矣。经曰：胞移热于膀胱，则癃、溺血。又云：胞痹者，少腹膀胱按之内痛者，若沃以汤。注云：膀胱，胞内居之。内外二境图云：膀胱者，胞之室也。以是知为十三脏腑矣。

伤寒之源

冬伤于寒，春必温病。盖因房室劳伤与辛苦之人，

---

① 衣：原作"晨"，据四库本改。

腠理开泄，少阴不藏，肾水涸竭而得之，无水则春木无以发生，故为温病。至长夏之时，时强木长，因绝水之源，无以滋化，故为大热病也。伤寒之源如此。《四气调神论》曰：运冬气则少阴不藏，肾气独沉。广成子云：无劳汝形，无摇汝精。《金匮真言》曰：夫精者，身之本也，故藏于精者，春不病温。注云：冬不按蹻，精气伏藏，阳不妄升，故春不病温。又经云：不妄作劳。又云：不知持满。又云：水冰地坼，无扰乎阳。又云：无泄皮肤，使气亟夺。启玄子云：肾水王于冬，故行夏令则肾气伤。春木王而水废，故病于春也。逆冬则伤肾，故少气以奉春生之令也。是以春为温病，夏为热病，长夏为大热病，其变随乎时而已。邪之所感浅者，其病轻而易治；深者，其病重而难治；尤深者，其病死而不治。

冬伤于寒春必温病

冬伤于寒者，冬行秋令也，当寒而温，火胜而水亏矣。水既已亏，则所胜妄行，土有余也；所生受病，木不足也；所不胜者侮之，火太过也。火、土合德，湿、热相助，故为温病，使民腠理开泄，少阴不藏，惟房室劳伤，辛苦之人得之，若此者皆为温病。所以不病于冬而病于春者，以其寒水居卯之分，方得其权，大寒之令复行于春，腠理开泄，少阴不藏，房室劳伤，辛苦之人阳气泄于外，肾水亏于内，当春之月，时强木长，无以滋生化之源，故为温病耳。故君子周密于冬，少阴得藏于内，腠理以闭拒之，虽有大风苛毒，莫之能害矣！何温病之有哉！人肖天地而生也，冬时阳气俱伏于九泉之下，人之阳气俱藏于一肾之中，人能不扰乎肾，则六阳安静于内。内既得以安，外无自而入矣。此伤寒之源，非天之伤人，乃人自伤也。伤于寒者，皆为病热，为伤寒气乃热病之总称，故曰伤寒。知寒受热邪明矣。六阴用事于冬，阳气在内，周密闭藏可矣。反劳动之，而泄于外，时热已伤于水矣。至春之时，木当发生，阳已外泄，孰为鼓舞？肾水内竭，孰为滋养？此两者同为生化之源，源既已绝，木①何赖以生乎？身之所存者，独有热也，时强木长，故为温病矣。

春伤于风夏生飧泄

　　木，在时为春，在人为肝，在天为风。风者无形之清气也。当春之时，发为温令，反为寒折，是三春之月，行三冬之令也，以是知水为太过矣。水既太过，金肃愈严，是所胜者乘之而妄行也。所胜者乘之，则木虚明矣。故经曰：从后来者为虚邪。木气既虚，火令不及，是所生者受病也，故所不胜者侮之。是以土乘木之

---

　　① 木：原作"水"，据四库本改。

分，变而为飧泄也。故经曰：清气在下，则生飧泄。以其湿令当权，故飧泄之候发之于夏也。若当春之时，木不发生，温令未显，止行冬令，是谓伤卫。以其阳气不出地之外也，当以麻黄汤发之。麻黄味苦，味之薄者，乃阴中之阳也，故从水中补木而泻水，发出津液为汗也。若春木已生，温令已显，阳气出于地之上，寒再至而复折之，当以轻发之，谓已得少阳之气，不必用麻黄也。春伤于风，夏生飧泄。所以病发于夏者，以其木绝于夏，而土王于长夏，湿本有夏行之体，故飧泄于夏也。不病于春者，以其春时风虽有伤，木实当权，故飧泄不病于木之时，而发于湿之分也。经曰：至而不至，是为不及，所胜妄行，所不胜者薄之，所生者受病。此之谓也。

夏伤于暑秋必痎[①]疟

暑者，季夏也。季夏者，湿土也。君火持权不与之子，暑湿之令不行也。湿令不行，则土亏矣。所胜妄行，木气太过，少阳王也。所生者受病，则肺金不足。所不胜者侮之，故水得以乘之土分。土者，坤也，坤土申之分，申为相火，水入于土，则水火相干，而阴阳交争，故为寒热。兼木气，终见三焦，是二少阳相合也，

---

① 痎（jié）：疟疾。

少阳在湿土之分，故为寒热。肺金不足，洒淅寒热。此皆往来未定之气也，故为痎疟，久而不愈。疟不发于夏，而发于秋者，以湿热在酉之分，方得其权，故发于大暑已后也。

秋伤于湿冬生咳嗽

秋者，清肃之气，收敛下行之体也，为湿所伤，是长夏之气不与秋令也。秋令不及，所胜妄行，故火得以炎上而克金，心火既形于肺，故肺气逆而为咳。所不胜者侮之，木气上行与火同，得动而不息也。所生者受病，故肾水亏也。长夏已亢，三焦之气盛也。命门者三焦之舍也，故迫肾水上行，与脾土湿热相合为痰，因①痰而动于脾之湿也，是以咳嗽有声有痰。咳嗽不发于秋，而发于冬者，以其六阴之极，肃杀始得其气，故肺不咳嗽于秋，而咳嗽于冬也。咳嗽者，气逆行上也。气上行而逆，故面目发微肿，极则身体皆肿，变为水气。故曰：浊气在上，则生䐜胀。又曰：诸气膹郁，皆属肺金。此之谓也。春伤于风，夏伤于暑，冬伤于寒，辞理皆顺，时字伤令字也；独秋伤于湿，作令字伤时字，读者不疑也。此四者皆无所亢，而害其所乘之子也。邪从后至，言岁之主气，各差其分而为病，一定之法也。若

---

① 因：原作"困"，据四库本改。

说秋字伤湿字，其文与上三句相通，其理与法不相通，大抵理与法通，不必拘于文也。故说《诗》者，不以文害辞，不以辞害意，以意逆志为得之矣。故曰：春伤于风，说作人为风所伤，非也。若是则止当头痛，恶风，自汗，何以言夏为飧泄哉？今言春伤于风，即是时伤令也，明矣！经云：东方来者为婴儿风，其伤人也，外在于筋，内舍于肝。又曰：春甲乙所伤，谓之肝风。用此二句以较前文，则辞理自通矣。

问两感邪从何道而入

答曰：经云：两感者，死不治。自太阳与少阴俱病，头痛，发热，恶寒，口干，烦满而渴。太阳者，腑也，自背俞而入，人之所共知；少阴者，脏也，自鼻息而入，人所不知也。鼻气通于天，故寒邪无形之气从鼻而入。肾为水也，水流湿，故肾受之。经曰：伤于湿者，下先受之。同气相求耳。又云：天之邪气，感则害人五脏。以是知内外两感，脏腑俱病，欲表之，则有里；欲下之，则有表。表里既不能一治，故死矣。故云：两感者不治。然所禀有虚实，所感有浅深，虚而感之深者必死，实而感之浅者，犹或可治。治之而不救者有矣，夫未有不治而获生者也。予尝用此，间有生者，十得二三，故立此方，以待好生君子用之。解利两感神方。

大羌活汤

防风　羌活　独活　防己　黄芩　黄连　苍术　白术　甘草炙　细辛去土,各三钱　知母生　川芎　地黄各一两

上㕮咀，每服半两，水二盏，煎至一盏半，去粗，得清药一大盏，热饮之。不解再服，三四盏解之亦可，病愈则止。若有余证，并依仲景随经法治之。

清气为荣

清者，体之上也，阳也，火也。离中之阴降，午后一阴生，即心之生血，故曰：清气为荣。

浊气为卫

浊者，体之下也，阴也，水也。坎中之阳升，子后一阳生，即肾阳举而使之，故曰：浊气为卫。地之浊不升，地之清能升，六阳举而使之上也；天之清不降，天之浊能降，为六阴驱而使之下也。经曰：地气上为云，天气下为雨；雨出地气，云出天气。此之谓欤！

其用在下胆胃膀胱大肠小肠

天、六腑、气、表，其体在上，其用在下。

其用在上两目两耳鼻口舌

地、五脏、血、里，其体在下，其用在上。

格则吐逆　九窍　五脏

阴极，自地而升，是行阳道，乃东方之气，金石之变，上壅是也。极则阳道不行，反闭于上，故令人吐逆。是地之气不能上行也，逆而下降，反行阴道，故气填塞而不入，则气口之脉大四倍于人迎。此清气反行浊道也，故曰格。

关则不便　下窍　六腑

阳极，自天而降，是行阴道，乃西方之气，膏粱之物，下泄是也。极则阴道不行，反闭于下，故不得小便。是天之气不得下通也，逆而上行，反行阳道，故血脉凝滞而不通，则人迎之脉大四倍于气口。此浊气反行清道也，故曰关。

三阳气血多少

寅为少阳，何以复为太阳？一阳初出地之外，即嫩阳也，故谓之少阳；二阳过卯，故谓之阳明；三阳至巳，故谓之太阳之气，升至极之分，便是太阳也。三阳俱为太阳之气，居其底却为少阳也。以此推之，三阳所呼之名异，非有二体也，以其从多少而言之耳！

阳气之极，举阴于九天之上，故水自天而降，故太阳即为寒水也，所以血多而气少。阳明居太阳、少阳之中，二阳合明，故曰阳明，阴阳等也，所以气血俱多。少阳者，初出之气，少而不能鼓舞阴气，阳伏地中尚多，故为龙火，为震，为雷，为足，俱属地之下也，所以气多血少。少阳极举阴于九天之上，肺为卫天之极表也，所以上①气，故肺受之。至高者，肺也，故为手太阴，阴于此为秋气而复降。重阳补下焦元气，重阴补上焦元气。辛为天之味，能补地之分，自上而降于下也；苦为地之味，能补天之分，自下而升于上也。此二者，皆从其源也。六阳俱极举阴于九天之上，故阴自天而降，是阴降于九天之上，而姤卦之阴复何以从下生？盖阴之首虽从天而降，其阴之尾已至地矣！故阴从地而生，所以一阴从五阳之下也。凡所生者，从下皆从乎地也，故地为万物之母。又云：非母不生，从地而生者为春气，从天而降者为秋气，九天之上为夏，九天之下为冬。

---

① 上：四库本作"主"。

气 血 之 体

以上下言之，有若立轮，外焉天道左旋而西，中焉地道右旋而东，似不相侔。大抵血随气行，夫唱妇随是也。血虽从气，其体静而不动，故气血如磨之形，上转而之西，下安而不动，虽云不动，自有东行之意。以其上动而下静，不得不尔也。天地之道，如故汉守所言从乎天也，自艮而之巽；晋令所言从乎地也，自乾而之坤，是以乾坤之用备矣。言天道者，从外而之内也；言地道者，从内而之外也。从外之内者,伤寒也;从内之外者,杂病也。

辨表里中三证

假令少阳证，头痛，往来寒热，脉浮弦，此三证但有一者，是为表也。口失滋味，腹中不和，大小便或闭而不通，或泄而不调，但有一者，是为里也。如无上、下、表、里证，余者皆虚热也，是在其中矣。

辨阴阳二证

阴证：身静，重语无声，气难布息，目睛不了了，鼻中呼不出，吸不入，往来口与鼻中气冷，水浆不入，大小便不禁，面上恶寒，有如刀刮。

阳证：身动，轻语有声，目睛了了，鼻中呼吸出入，能往而能来，口与鼻中气皆然。

辨表伤阴阳二证

身表凉，知在阴经也，名曰阴证。

身表热，知在阳经也，名曰阳证。

辨 内 外 伤

伤风，鼻中气出粗，合口不开，肺气通于天也。伤食，口无味，涎不纳，鼻息气匀，脾气通于地也。

外伤，一身尽热，先太阳也。从外而之内者，先无形也。

内伤，手足不和，两胁俱热，知先少阳也。从内之外者，先有形也。

内外俱伤，人迎气口俱盛，或举按皆实大，表发热而恶寒，腹不和而口液，此内外两伤也。

凡诊，则必扪手心、手背，手心热则内伤，手背热则外伤，次以脉别之。

辨伤寒言足经不言手经①

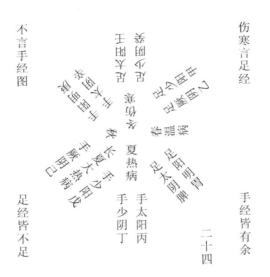

冬伤于寒者，春必温病，夏为热病，长夏为大热病。盖因房室劳伤与辛苦之人得之，水亏无以奉春生之令，故春阳气长而为温病也。夏为热病者，是火先动于火未动之时，水预亏于水已王之日，故邪但藏而不为病也。夏令炎蒸，其火既王与前所动者，客邪与主气二火相接，所以为热病也。长夏为大热病者，火之方与秋之分，皆手经居之；木之方与春之分，皆足经居之，所伤

---

① 此标题原无，据原目录补。

者皆足经不足，及夏火王，客气助于手经，则不足者愈不足矣。故所用之药，皆泄有余，而非足经药。何以然？泄有余则不足者补矣。此伤寒本足经，只言足经，而不言手经也，大意如此。至于传手经者，亦有之，当作别论，与夫奇经之病，亦在其中矣。

六经传足传手经则愈

阳中之阴水，太阳是也。为三阳之首，能巡经传，亦越经传。

阳中之阳土，阳明是也。夫阳明为中州之土，主纳而不出，如太阳传至此，名曰巡经传也。

阳中之阳木，少阳是也。上传阳明，下传太阴，如太阳传至此，为越经传也。

阴中之阴土，太阴是也。上传少阳为顺，下传少阴为逆，此为上下传也。如太阴传太阳，为误下传也。

阴中之阳水，少阴是也。上传太阴为顺，下传厥阴为生，如太阳传至此，乃表传里也。

阴中之阴木，厥阴也。上传少阴为实，再传太阳为自愈也。

太 阳 六 传

太阳者，乃巨阳也，为诸阳之首。膀胱经病，若渴者，自入于本也，名曰传本。

太阳传阳明胃土者，名曰巡经传，为发汗不彻，利小便余邪不尽，透入于里也。

太阳传少阳胆木者，名曰越经传，为原受病，脉浮，无汗，当用麻黄而不用之故也。

太阳传少阴肾水者，名曰表传里，为得病急，当发汗而反下，汗不发，所以传也。

太阳传太阴脾土者，名曰误下传，为原受病，脉缓，有汗，当用桂枝而反下之所致也。当时腹痛，四肢沉重。

太阳传厥阴肝木者，为三阴不至于首，唯厥阴与督脉上行，与太阳相接，名曰巡经得度传。

太　阳　证

太阳证，头项痛，腰脊强，发热，恶寒，无汗，脉尺寸俱浮而紧，是发于阳。阳者，卫也。麻黄汤主之。

麻黄一两半，去节　桂枝一两，去皮　杏仁二十粒，浸汤，去皮尖　甘草半两，炙

上剉，每服五钱，水一盏煎，温服。

太阳证，头项痛，腰脊强，发热，恶寒，自汗，脉尺寸俱浮而缓者，荣也，桂枝汤主之。

桂枝去皮　芍药　甘草各等分

上剉，每服八钱，水一盏半，姜、枣同煎，温服。

桂枝麻黄各半汤

太阳证，头痛，发热，自汗，恶风，脉当缓而反紧，伤风得伤寒脉也。

太阳证，头痛，发热，无汗，恶寒，脉当急而反缓，伤寒得伤风脉也。

二证脉不同本经，大青龙汤主之。易老桂枝麻黄各半汤，此言外之意。杨氏云：非明脉者，不可用大青龙汤，以其有厥逆、筋惕、肉𥆧①及亡阳之失也。故易老改为九味羌活汤，而不用桂枝、麻黄也。羌活汤，不论有汗、无汗，悉宜服之，但有缓急不同矣。九味羌活汤药证加减、服饵缓急，具见于后。

桂枝二麻黄一汤

太阳证，发热，恶寒，自汗，脉缓。

太阳证，发热，恶风，无汗，脉缓。

此易老原将麻黄一桂枝二治上二证，后复改用羌活汤。

太 阳 头 痛

太阳膀胱脉浮紧，直至寸口，所以头痛者，头与寸口俱高之分也。兼厥阴与督脉会于巅，逆太阳之经，上而不得下，故壅滞为头痛于上也。左手浮弦，胸中痛

---

① 𥆧：肌肉掣动。

也；沉弦，背俞^①痛。右手浮弦者亦然。头痛者，木也，最高之分惟风可到，风则温也，治以辛凉，秋克春之意，故头痛皆以风药治之者，总其体之常也，然各有三阴、三阳之异焉。故太阳则宜川芎，阳明则宜白芷，少阳则宜柴胡，太阴则宜苍术，少阴则宜细辛，厥阴则宜吴茱萸也。

治三阳则不可越经

假令治太阳、阳明，不可遗太阳而只用阳明药，余仿此。用三阳经解药后，身番覆重者，若烦，则是有阳明也；若不烦而番覆轻者，知不传三阴也。不传三阴，则为解也。大抵三阴之体静重，与湿相同。伤寒五日后，无汗，谓谷消、水去、形亡，故下之；三日前，谓内有水谷，故汗之。

问桂枝汤发字

发汗，或云当得汗解，或云当发汗、更发汗、并发汗，宜桂枝汤者数方，是用桂枝发汗也。复云：无汗不得服桂枝。又曰：汗家不得重发汗。又曰：发汗过多者，却用桂枝甘草汤，是闭汗也。一药二用，如何说得？仲景发汗，与《本草》之义相通为一？答曰：《本草》云：桂味辛、甘、热，无毒，能为百药长，通血

---

① 俞：原作"愈"，据四库本改。

脉，止烦。出汗者，是调血而汗自出也。仲景云：脏无他病，发热，自汗者，此卫气不和也。又云：自汗者为荣气和，荣气和则外不谐，卫气不与荣气相和谐也，荣气和则愈，故皆用桂枝汤调和荣卫。荣卫既和，则汗自出矣。风邪由此而解，非桂枝能开腠理，发出汗也。以其固闭荣血，卫气自和，邪无容地而出矣，其实则闭汗孔也。昧者不解闭汗之意，凡见病者，便用桂枝汤发汗，若与中风自汗者合，其效桴鼓。因见其取效而病愈，则曰：此桂枝发出汗也，遂不问伤寒无汗者，亦与桂枝汤，误之甚矣。故仲景言，无汗不得服桂枝，是闭汗孔也。又云：发汗多，叉手冒心，心悸欲得按者，用桂枝甘草汤，是亦闭汗孔也。又曰：汗家不得重发汗，若桂枝汤发汗，是重发汗也。凡桂枝条下言发字，当认作出字，是汗自然出也，非若麻黄能开腠理而发出汗也。《本草》出汗二字，上文有通血脉一句，是非三焦卫气皮毛中药，是为荣血中药也。如是则出汗二字，当认作荣卫和，自然汗出，非桂开腠理而发出汗也。故后人用桂治虚汗，读者当逆察其意则可矣。噫！神农之作于其前，仲景之述于其后，前圣后圣，其揆①一也。

太阳禁忌不可犯

小便不利，不可更②利之，利之是谓犯本，犯本则

---

① 揆（kuí）：尺度；准则。
② 更：四库本作“便”。

邪气入里不能解，此犯之轻也，以是五苓散不可妄用。大便不可易动，动之是谓动血，动血是谓犯禁，此犯之重也。表在不可下，下之是为犯禁，此犯之尤重也。下之，为恶风、恶寒、头痛，待表证悉罢，方可下之也。脉浮紧者，犯之必结胸；脉浮缓者，犯之必痞气。

太阳证当汗

不咽干，不衄，不淋，不渴，小便自利，不经发汗，则当发之。

太阳证不当汗

咽干，淋，渴，鼻衄，小便不利，已经发汗，不得重发。如无以上忌证，虽发汗，邪气未尽，亦得重发之。

当汗而不汗生黄

其证为风寒所伤，阳气下陷入于内，而拥寒水上行于经络之间，本当发汗，因以彻其邪，医失汗之，故生黄也。脾主肌肉、四肢，寒湿与内热相合，而生黄也。

当汗而发汗过多成痉

其证因发汗太过，腠理开泄，汗漏不止，故四肢急，难以屈伸。

不当汗而汗成畜血

畜血,其证燥火也,当益津液为上,而反汗,以亡其津液,其毒扰阳之极,则侵阴也,故燥血而畜于胸中也。

血证见血自愈

太阳病入膀胱,小便利而赤,畜血证也。血自下者,愈也。

知　可　解

战而汗解者,太阳也;不战有汗而解者,阳明也;不战无汗而解者,少阳也。若先差经,必不尔矣。

太阳传阳明,其中或有下证,阳明证反退,而热兼不渴,却退显少阳证,是知可解也。

太阳证知可解者,为头不痛,项不强,肢节不痛,则知表易解也。

阳明知可解者,为无发热、恶寒,知里易解也。

少阳证知可解者,寒热日不移时而作,邪未退也。若用柴胡而移其时,早移之于晏,晏移之于早,气移之于血,血移之于气,是邪无可容之地,知可解也。

知 不 可 解

服解药而去沉困,只头痛,目闷,是知湿去而风不去,则欲解也;若风去而湿不去,则不解,何以然?风则高，湿则下，而入里也。

脉知可解不可解

可解之脉浮而虚，不可解之脉浮而实。浮而虚者，只是在表；浮而实者，知已在里也。汗多不解者，转属阳明也。伤寒不头痛，知邪不在经；若头痛者，知邪在经也。

易老解利法

经云：有汗不得服麻黄，无汗不得服桂枝。若差服，则其变不可胜数，故立此法，使不犯三阳禁忌。解利神方：

九味羌活汤

羌活治太阳肢节痛，君主之药也，然非无以为主也，乃拨乱反正之主。故大无不通，小无不入，关节痛非此不治也　防风治一身尽痛，乃军卒中卑下之职，一听军令，而行所使，引之而至　苍术别有雄壮上行之气，能除湿，下安太阴，使邪气不纳，传之于足太阴脾　细辛治足少阴肾苦头痛　川芎治厥阴头痛在脑　香白芷治阳明头痛在额　生地黄治少阴心热在内　黄芩治太阴肺热在胸　甘草能缓里急，调和诸药

以上九味，虽为一方，然亦不可执。执中无权，犹执一也。当视其经络前、后、左、右之不同，从其多、少、大、小、轻、重之不一，增损用之，其效如神。即

此是口传心授。吹咀，水煎服。若急汗，热服，以羹粥投之；若缓汗，温服之，而不用汤投之也。

脉浮而不解者，先急而后缓。

脉沉而不解者，先缓而后急。

九味羌活汤不独解利伤寒，治杂病有神。

中风行经者，加附子；中风秘涩者，加大黄；中风并三气合而成痹等证，各随十二经上、下、内、外、寒、热、温、凉、四时、六气，加减补泻用之。炼蜜作丸尤妙。

当汗而下之成协热利

当各随三阳本证，表药发之，发之表①解，下利自愈，若不愈者，方可以利药治之。

太阳一下有八变

太阳病下之，其脉促，不结胸者，此为欲解也。脉浮者，必结胸；脉紧者，必咽痛；脉弦者，必两胁拘急；脉细数者，头痛不止；脉沉紧者，必欲呕；脉沉滑者，协热利；脉浮滑者，必下血。

里 传 表

太阳病，反下之，因而腹满时痛者，属太阴也，桂

———————————

① 表：四库本作“未”。

枝加芍药汤主之。至于大实痛者，胃也，桂枝加大黄汤主之。已传戊，妇告夫也，所以为里传表，即名误下传也。

伤寒杂证误下变有轻重

或问曰：伤寒、杂证一体，若误下之，甚者变大？答曰：非一体也，伤寒误下，变无定体；杂病误下，变有定体。何以然？伤寒自外而入阳也，阳主动；杂病自内而出阴也，阴主静。动者犯之，其变无穷；静者犯之，其变止痞与腹胁痛而已。故变无穷者为重，痞与腹胁痛者为轻也。

五苓散为下药

五苓散为下药，乃太阳里之下药也。太阳高则汗而发之，下则引而竭之。渴者，邪入太阳本也，当下之，使从膀胱出也。

肾燥，膀胱热，小便不利，此药主之。小便利者，不宜用。然太阳病，热而渴，小便虽利，亦宜五苓散下之。

火
相　合
湿

当服不服则生何证

答曰：当服不服，则谷消，水去，形亡，必就阳明燥火戊胃发黄，故有调胃汤证。此太阳入本失下也，由不曾服五苓散。

不当服服之则生何证

答曰：不当服而服之，是为犯本，小便强利，津液重亡。侵阳之极则侵阴，而成血证也。轻则桃仁承气汤，重则抵当汤。故五苓散调和阴阳者也，乃太阳、阳明之间，故为调和之剂。

酒毒小便赤涩宜五苓散

若热在中焦，未入太阳之本，小便自利而清，是津液已行，若与五苓散利之，是重涸肾水也。不惟重涸肾水，酒毒之热亦不能去，故上下不通而溺涩，则为发黄也。若入血室，则为畜血也。

五苓散以泻湿热　火　土　入水

假令太阳证，伤寒自外入，标本有二说：以主言之，膀胱为本，经络为标；以邪言之，先得者为本，后得者为标。此标先受之，即是本也；后入于膀胱，本却为标也，此乃客邪之标本也，治当从客之标本。

小肠，火为本。

膀胱，水为本。

寒毒之气，从标入本，邪与手经相合，而下至膀胱，五苓散主之。桂枝，阳中之阳；茯苓，阳中之阴，相引而下入于本，道出邪气。

　　手经　　自上之下　　足经

丙火　　　　　　　　　　壬水

　　小肠　　自下之上　　膀胱

火邪之气，从下之上，以内为本。水中有火，火为客气，当再责其本。两肾相通，又在下部，责在下焦。下焦如渎，相火明也，生地黄、黄柏主之。邪从本受，下焦火邪，遗于小肠，是热在下焦，填塞不便，自内而之外也。

表 之 里 药

桂、术、泽泻、猪苓、茯苓，为阳中之阴。

里 之 表 药

生地黄、黄柏、黄连，为阴中之阳。

治酒病，宜发汗。若利小便，炎焰不肯下行，故曰火郁则发之。辛温散之，是从其火体也。是知利小便，利湿去热，不去动大便，尤为疎远。大便者，有形质之物；酒者，无形水也，从发而汗之，最为之近，是湿热俱去。治以辛温，发其火也；佐以苦寒，除其湿也。

加减凉膈退六经热

易老法：凉膈散减大黄、芒硝，加桔梗，同为舟楫之剂，浮而上之，治胸膈中与六经热，以其手足少阳之气，俱下胸膈中，三焦之气同相火，游行于身之表，膈与六经，乃至高之分，此药浮载，亦至高之剂，故能于无形之中，随高而走，去胸膈中及六经热也。

阳 明 证

阳明证，身热，目疼，鼻干，不得卧，不恶风寒而自汗，或恶热，脉尺寸俱长，白虎汤主之。

石膏 辛寒入肝　　知母 苦寒入肾　　甘草　粳米之甘 居中，挽二药上下

阳明证禁忌不可犯

不当发汗，不当利小便。若发汗，利小便，竭其津液，则生畜血证也。唯当益津液为上，以其火就燥也。益津液者，连鬓葱白汤是也。汗多亡阳，下多亡阴，小便重利之走气，三者虽异，为言少津液则一也。

汗 多 亡 阳

汗者，本所以助阳也。若阳受阴邪，寒结无形，须当发去阴邪，以复阳气，所谓益阳而除风寒客气也。阴邪已去，而复汗之，反伤阳也。经曰重阳必阴，故阳气自亡。汗多亡阳，此之谓也。

下 多 亡 阴

下者，本所以助阴也。若阴受阳邪，热结有形，须当除去已败坏者，以致新阴，此所谓益阴而除火热邪气

也。阳邪已去，而复下之，反亡阴也。经曰重阴必阳，故阴气自亡。下多亡阴，此之谓也。

汗无太早

非预早之早，乃早晚之早也。谓当日午以前为阳之分，当发其汗；午后阴之分也，不当发汗。故曰：汗无太早，汗不厌早，是为善攻。

下无太晚

非待久之晚，乃当日巳后为阴之分也，下之；谓当巳前为阳之分也。故曰：下无太晚，下不厌晚，是为善守。汗本亡阴，以其汗多，阳亦随阴而走。下本泻阳，以其下多，阴亦随阳而走。故曰：汗多亡阳，下多亡阴也。

若犯发汗多，畜血上焦为衄。

若犯利小便多，畜血下焦为发狂。其人如狂也。

白虎加桂枝汤

伤寒，脉尺寸俱长，自汗大出，身表如冰石，至脉传入于里，细而小，其人动作如故，此阳明传入少阴，戊合癸耶，夫传妇也，白虎加桂枝汤主之。然脉虽细小，亦当以迟疾别之，此证脉疾而非迟，故用此法。

白虎加栀子汤

治老幼及虚人伤寒五六日，昏冒，谵语，或小便淋，或涩，起卧无度，或烦而不眠也，并宜此药。

伤 暑 有 二

白虎加人参汤

动而伤暑，心火大盛，肺气全亏，故身热，脉洪大，动而火胜者，热伤气也，白虎加人参汤主之。辛苦人多得之，不可不知也。

白虎加苍术汤

静而伤暑，火乘金位，肺气出表，故恶寒，脉沉疾。静而湿胜者，身体重也，白虎加苍术汤主之。安乐之人多受之，不可不知也。

春不服白虎，为泻金也；秋不服柴胡，为泻木也。此言体之常。

栀 子 豉 汤

烦者，气也；躁者，血也。气主肺，血主肾，故用栀子以治肺烦，用香豉以治肾躁。烦躁者，懊侬不得眠也。

少气，虚满者，加甘草；如若呕哕者，加生姜、橘皮。下后腹满而烦者，栀子厚朴枳实汤；下后身热，微烦者，栀子甘草干姜汤。

烦　躁

火入于肺，烦也；火入于肾，躁也。烦、躁俱在上者，肾子通于肺母也。髪润如油，喘而不休，总言肺绝。鼻者，肺之外候，肺气通于鼻。鼻中气出粗大，是肺也。髪者，血之余，肾气主之。髪润如油，火迫肾水至高之分，是水将绝也。仲景以髪润、喘大为肺绝，兼其肾而言。髪在高巅之上，虽属肾，肺为五脏之至高，故言肺绝兼肾也。大抵肺肾相通，肺既已绝，则肾不言而知其绝矣。或曰：烦者，心为之烦；躁者，心为之躁，何烦为肺，躁为肾耶？夫心者，君火也，与邪热相接，上下通热，金以之而燥，水以之而亏，独存者，火尔，故肺、肾与心合而为烦躁焉。此烦虽肺，躁虽肾，其实心火为之也。

若有宿食而烦躁者，栀子大黄汤主之。

问邪入阳明为谵语妄
言错失此果阳明乎

答曰：足阳明者，胃也，岂有其言哉？伤寒始自皮毛入，是从肺中来，肺主声，入于心则为言。胃即戊也，戊为火化，下从肾、肝。

伤寒杂证发热相似药不可差

伤寒表证，发热，恶寒而渴，与下证同，但头痛，身热，目疼，鼻干，不得卧，白虎汤主之，乃阳明经病也。正阳阳明气病，脉洪大，先无形也。杂病里证，发热，恶热而渴，但目赤者，病脏也，手太阴肺不足，不能管领阳气也，宜以枸杞、生地黄、熟地黄之类主之。脉洪大，甚则呕血，先有其形也。

二证相似药不可差

气病在表，误用血药，无伤也，为安血而益阴也。血病在里，误用气药白虎汤者，非也，为泻肺而损阴也。

狂言谵语郑声辨

狂言者，大开目，与人语，语所未尝见之事，即为狂言也。谵语者，合目自言，言所日用常见常行之事，即为谵语也。郑声者，声战无力，不相接续，造字出于喉中，即郑声也。

呕吐哕胃所主各有经乎

答曰：胃者，总司也，内有太阳、阳明、少阳三经之别，以其气血多少而与声、物有无之不同。即吐属太阳，有物无声，乃血病也。有食入即吐[①]，食已则吐，食久则吐之别。

---

① 吐：此下原衍"呕"字，据四库本删。

呕属阳明，有物有声，气血俱病也。仲景云：呕多，虽有阳明证，不可下。

哕属少阳，无物有声，乃气病也。以此推之，则大便亦各有经耳！但察其有物无声、有物有声、无物有声，则知何经也。至于脾病，后出余气，以五臭分之，则知何脏入中州而病也。

阳证发癍

有下之早而发者，有失下而发者，有胃热胃烂而发者，然得之虽殊，大抵皆戊助手少阴①心火，入于手太阴肺也，故红点如癍，生于皮毛之间耳。白虎汤、泻心汤、调胃承气汤，从所当而用之，及当以肺脉别也。

伤寒之经有几

答曰：有九。太阳、阳明、少阳、太阴、少阴、厥阴，是为六也；有太阳阳明，有少阳阳明，有正阳阳明，是为三也，非九而何？阳明者，太阳、少阳俱入于胃，故曰正阳阳明也。前三经者，阳明自病，不入于里者，谓之在经，不为正阳阳明矣！

三阳从中治

太阳阳明，大承气汤；少阳阳明，小承气汤；正阳

---

①　阴：原作"阳"，据医理改。

阳明，调胃承气汤。以汗证言之，以少阳居其中，谓太阳证为表，当汗；阳明证为里，当下；少阳居其中，故不从汗下，和之，以小柴胡汤从少阳也。以下证言之，阳明居其中，谓太阳经血多气少，阳明经气血俱多，少阳经气多血少。若从太阳下，则犯少阳；从少阳下，则犯太阳，故止从阳明也。此三阳合病，谓之正阳阳明，不从标本，从乎中也。缘阳明经居太阳、少阳之中，此经气血俱多，故取居其中，是以不从太阳，少阳，而从阳明也。阳明自病，调胃承气汤主之；三阳并病，白虎汤主之，是从乎中也。

经言胃中有燥屎五六枚何如

答曰：夫胃为受纳之司，大肠为传导之腑，燥屎岂有在胃中哉？故经言谷消，水去，形亡也。以是知在大肠，而不在胃中明矣。

胃实者，非有物也，地道塞而不通也，故使胃实，是以腹如仰瓦。注曰：《难经》云：胃上口为贲门，胃下口为幽门，幽门接小肠上口。小肠下口即大肠上口也。大、小二肠相会为阑门。水渗泄入于膀胱，粗滓入于大肠，结于广肠。广肠者，地道也。地道不通，土壅塞也，则火逆上行至胃，名曰胃实。所以言阳明当下者，言上下阳明经不退也。言胃中有燥屎五六枚者，非在胃中也，通言阳明也，言胃是连及大肠也。以其胃为足经，故从下而言之也。从下而言，是在大肠也。若胃中实有燥屎，则小肠乃传导之腑，非受盛之府也。启玄子云：小肠承奉，胃司受盛，糟粕受已复化，传入大肠，是知燥屎在大肠之下，即非胃中有也。

如何是入阴者可下

答曰：阳入于阴者可下，非入太阴、少阴、厥阴之三阴也，乃入三阳也。三阳者，非太阳、少阳、阳明之三阳也，乃胃与大、小二肠之三阳也。三阳皆为腑，以其受盛水谷，传导有形，故曰入于阴也。仲景云：已入于腑者可下。此之谓也。

评热论藏字

黄帝问：伤寒或愈，或死，其死皆以六七日，其愈十日已上者何？岐伯对：以热虽甚不死，两感者死。帝问其状，岐伯云：一日太阳，二日阳明，三日少阳，继之三阳经络皆受病，而未入于藏者，可汗而已。此藏物之藏，非五脏之脏也。若三阳经入于藏物之藏，是可泄也。可泄一句，于此不言，便言四日太阴，五日少阴，六日厥阴，于此却不言可泄，但言三阴、三阳、五脏、六腑皆受病，荣卫不行，五脏不通，则死。此一节是言两感也，故下文却言两感于寒者，七日巨阳衰，至十二日六经尽衰，大气皆去，其病已矣，是通说上文六日所受之病也。以此知前文四日太阴，五日少阴，六日厥阴，皆在经络，故十二日愈也，岂可便以太阴、少阴、

厥阴为可泄乎？帝问治，岐伯对以治之各通其脏脉，日
衰已矣，是通说上文六日所受之病，并十二日衰已之意
尽矣。终复言其未满三日可汗而已，又言其满三日可泄
而已一句，只是重前文三阳受病，未入于藏者可汗，其
满三日，已入于藏物之藏者可泄也。后三阴经，岐伯虽
不言可汗、可泄，止是在经者便可汗，在藏物之藏者便
可下也。何必穿凿无已，以前三日为三阳，后三日为三
阴耶？若认藏字为五脏之脏，则前后颠倒不通；若认藏
字作藏物之藏，则前后辞理皆顺矣！故仲景曰：已入于
府者可下。《新校正》云：府字当作藏字，《太》云亦
《素》云，作府何疑之有？

　　仲景太阳阳明，大承气；少阳阳明，小承气；正阳
阳明，调胃承气，是三阳已入于藏者泄之也。太阴，桂
枝汤；少阴，麻黄附子细辛汤；厥阴，当归四逆汤，是
三阴未入于藏者汗之也。

大承气汤①

　　大、小、调胃三承气汤，必须脉浮，头痛，恶风，
恶寒，表证悉罢，而反发热，恶热，谵言妄语，不大便
者，则当用之。凡用下药，不论大小，若不渴者，知不
在有形也，则不当下。若渴者，则知缠有形也，缠有形
是为在里，在里则当下，大承气汤主之。

---

　　① 此标题原无，据原目录补。

大黄用酒浸，治不大便，地道不通行，上引大黄至巅而下。

厚朴姜汁制，治肠胁膜胀满。

芒硝治肠转矢气，内有燥屎。《本草》云：味辛以润肾燥。今人不用辛字，只用咸字，咸能耎坚，与古人同意。

枳壳麸炒，治心下痞，按之良久，气散病缓。此并主心下满，乃肝之气盛也。

六腑受有形，主血，阴也。

　大黄　　芒硝

　　大实　　燥屎

　浮　手足阳明大肠　胃

　沉　手足太阴肺　　脾

　痞　　大满

　枳实　　厚朴

五脏主无形，是气，阳也。

小 承 气 汤①

小承气汤，治实而微满，状若饥人食饱饭，腹中无转失气。此大承气只减芒硝，心下痞，大便或通，热甚须可下者，宜用此。

大黄生用　厚朴姜制　枳壳麸炒

张仲景曰：杂证用此，名曰三物厚朴汤。

---

① 此标题原无，据原目录补。

调胃承气汤①

调胃承气汤，治实而不满。不满者，腹状如仰瓦。腹中转而失气，有燥屎，不大便而谵语者。

大黄酒浸，邪气居高，非酒不至，譬如物在高巅，人力之所不及，则射以取之，故以酒炒，用大黄生者，苦泄峻必下，则遗高之分邪热也，是以愈后或目赤，或喉痹，或头肿，或膈食上热疾生矣　甘草炙，经云：以甘缓之　芒硝以辛润之，又曰以咸软之

以上三法，不可差也。若有所差，则无形者有遗。假令调胃承气证，用大承气下之，则愈后元气不复，以其气药犯之也；大承气证，用调胃承气下之，则愈后神痴不清，以其气药无力也；小承气证，若用芒硝下之，则或下利不止，变而成虚矣。三承气岂可差乎？

大 柴 胡 汤②

大柴胡汤，治有表复有里。有表者，脉浮，或恶风，或恶寒，头痛，四症中或有一二尚在者乃是，十三日过经不解是也。有里者，谵言妄语，掷手扬视，此皆里之急者也。欲汗之则里已急，欲下之则表证仍在，故以小柴胡中药调和三阳，是不犯诸阳之禁；以芍药下安太阴，使邪气不纳；以大黄去地道不通；以枳实去心下痞闷，或湿热自利。若里证已急者，通宜大柴胡汤，小

柴胡减人参、甘草，加芍药、枳实、大黄是也。欲缓下
之，全用小柴胡加枳实、大黄亦可。

少 阳 证

小 柴 胡 汤①

少阳证，胸胁痛，往来寒热而呕，或咳而耳聋，脉
尺寸俱弦，小柴胡汤主之。

柴胡少阳，半夏太阳，黄芩阳明，人参太阴，甘草
太阴，姜、枣辛甘发散。

上各随仲景本条下加减用之，则可矣。药如本法。

少阳证禁忌不可犯

忌发汗，忌利小便，忌利大便，故名三禁汤，乃和
解之剂。若犯之，则各随上、下、前、后本变，及中变
与诸变，不可胜数，医者宜详之。

如何是半表半里

答曰：身后为太阳，太阳为阳中之阳，阳分也；身
前为阳明，阳明为阳中之阴，阴分也。阳为在表，阴为
在里，即阴阳二分，邪在其中矣。治当不从标本，从乎

---

① 　此标题原无，据原目录补。

中治，此乃治少阳之法也。太阳膀胱，水寒也；阳明大肠，金燥也。邪在其中，近后膀胱水则恶寒，近前阳明燥则发热，故往来寒热也。此为三阳之表里，非内外之表里也。但不可认里作当下之里，故以此药作和解之剂，非汗非下也。

半表半里有几

邪在荣卫之间，谓之半表里也。太阳、阳明之间，少阳居身之半表里也。五苓散分阴阳，膀胱经之半表里也。理中汤治泻、吐，上下之半表里也。

问妇人经病大人小儿内热潮
作并疟疾寒热其治同否

答曰：帝问：病之中外者何？岐伯对曰：从内之外者，调其内；若盛于外者，先治内而后治外。从外之内者，治其外；若盛于内者，先治外而后治内。此言表里所出之异也。又云：中外不相及，则治主病者。中外不相及者，半表半里也，自外入者有之，自内出者亦有之。外入、内出虽异，邪在半表半里则一也，此中外不相及为少阳也。治主病者，治少阳也。帝问：寒热之病，恶寒发热如疟，或发一日，或发间日。岐伯对：以胜复之气会遇之时有多有少，阴多阳少，其发日远；阳多阴少，其发日近，此胜复相薄，盛衰之节，疟亦同法。疟者，少阳也。少阳者，东方之气也，逆行则发

寒，顺行则发热，故分之气异，往来之不定也。妇人经
水适断，病作少阳治之，伤寒、杂病一体。经云：身有
病而有邪脉，经闭也。又云：月事不来者，胞脉闭也。
经闭者，尺中不至；胞闭者，生化绝源，二者皆血病
也，厥阴主之。厥阴病则少阳病矣，累及其夫也。小儿
外感、内伤，若有潮作寒热等证，并同少阳治之，男女
同候。已上男子、妇人、小儿、闺女，或实作大热，或
变成劳，脉有浮、中、沉之不同，故药有表、里、和之
不一，察其在气、在血，定其行阴、行阳，使大小不失
其宜，轻重各得其所，逆从缓急，举无不当，则可以万
全矣。此少阳一治，不可不知也。

热有虚实外何以别

答曰：五脏，阴也，所主皆有形，骨、肉、筋、
血、皮毛是也。此五脏皆阴足，是为实热，阴足而热不
能起理也。阴足而热反胜之，是为实热。若骨痿、肉
烁、筋缓，血枯、皮聚毛落，五阴不足，而为热病，是
虚热。

少阳杂病

妇人先病恶寒，手足冷，全不发热，脉八至，两胁
微痛，治者便作少阳治之。或曰：是则然矣！论犹未
也。至如无寒热，无胁痛，当作何经治？或者不敢对。
恶寒为太阳，脉八至且作阳治，当不从标本，从乎中

也。治此者，少阳也。若曰：脉八至作相火，亦少阳也，兼又从内而之外也，是又当先少阳也。此不必论两胁痛与不痛，脉弦与不弦，便当作少阳治之。

阳盛阴虚发寒者何

答曰：为阳在内，侵于骨髓；阴在外，致使发寒。治当不从内、外，从乎中治也，宜小柴胡汤调之，倍加姜、枣。

平 日 潮 热

热在行阳之分，肺气主之。故用①白虎汤，以泻气中之火。

日 晡 潮 热

热在行阴之分，肾气主之。故用地骨皮饮，以泻血中之火。

白虎汤，其脉洪，故抑之，使秋气得以下降也。地骨皮饮，其脉弦，故举之，使春气得以上升也。

	气	石膏 辛		气	知母
肺			肾		
	血	黄芩 苦		血	黄柏

地骨皮泻肾火，总治热在外。地为阴，骨为里，皮

---

① 用：原作"曰"，据四库本改。

为表。

牡丹皮治胞中火，无汗而骨蒸。牝牡乃天地之称也，牡为群花之首。叶为阳，发生也；花为阴，成实也。丹者，赤也，火也，能泻阴中之火。四物汤加上二味，治妇人骨蒸。知母泻肾火，有汗而骨蒸。

太 阴 证

腹满，咽干，手足自温，自利不渴，时腹痛，脉尺寸俱沉细。

太 阴 可 汗

太阴病，脉浮者，可汗，宜桂枝汤。

太 阴 可 温

自利不渴者，属太阴，以其藏有寒故也。当温之，宜四逆辈。此条虽不言脉，当知沉迟而弱。

仲景理中汤、丸，暨易老人参黄芪汤，量其轻重，或温或热，人之强弱虚实，所可宜者，选而用之。

太阴有可下者乎

答曰：有。经云：本太阳证，医反下之，因而腹满时痛者，太阴也，桂枝芍药汤主之；大实痛者，桂枝加大黄汤。易老云：此非本有是证，以其错下，脾传于胃，故误下传。

知 可 解

太阴中风，四肢烦疼，阳微阴涩而长者，欲愈。表少里和脉长者，为阳渐生也。此一证，太阴便从外感。太阴病欲解时，从亥至丑上也。

太阴证禁忌不可犯

太阴之为病，腹满而吐，食不下，自利益甚，时腹自痛。若下之，则胸下结硬。太阴为病，脉弱，其人续自便利，设当行大黄、芍药者，宜减之，以其人胃气弱，易动故也。伤寒而脉浮缓，手足自温者，系在太阴。小便自利者，则不发黄。日久利益甚，必自止者，便硬，乃入腑传阳明也。

腹 痛 部 分

中脘痛，太阴也，理中、建中、黄芪汤类主之。

脐腹痛，少阴也，四逆、真武、附子汤类主之。

少腹痛、小腹痛，厥阴也，重则正阳、回阳丹之类，轻者当归四逆汤。

太阴传少阴，痛甚者，当变下利不止。

杂证而痛，四物苦楝汤、酒煮当归丸、增损当归丸之类。

夏，肌热，恶热，脉洪疾，手太阴、足阳明主之，黄芩芍药汤。

秋，肌热，恶寒，脉沉疾，足[1]少阴、足太阴主之，桂枝芍药汤。

腹痛，腹痛者，芍药甘草汤主之。

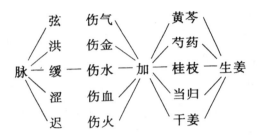

腹不满者加枣，若满者不加。

脾虚满者，黄芪汤，芍药停湿。

中满者，勿[2]食甘二药，用甘引至满所脾实。

平胃散，苍术泄湿，小便不利者利之。

大便秘，实痞，厚朴、枳实。

大便利，虚痞，芍药、陈皮。

伤食满者，伤厥阴，是以腹胀满者，皆属木。

少　阴　证

少阴证，口燥舌干而渴，脉尺寸俱沉疾，则大承气汤；沉迟则四逆汤。

---

① 足：四库本作"手"。
② 勿：原作"分"，据《济生拔粹》本改。

少阴邪入于里，上接于心，与火俱化而克金，恶候，或见气死入胃，脉沉细而疾，疾则大承气下之，下于本与水俱化，而为寒厥逆，或见身冷静重，脉沉细而迟，迟则四逆汤温之。疾虽可下，若疾而无力者，亦不可下，为阳将尽也。

少阴证，口燥舌干而渴，身表凉，脉沉细而虚，泻心汤主之，此有形无形之药也。

伤寒外证全在下证，大热而脉反细小，不可下，泻心汤主之。少阴受病，身凉①，无汗，体沉，或体轻，脉沉，有头痛，不厥，麻黄附子泻心汤主之。

走 无 形 证

其人病身热而烦躁不宁，大小便自利，其脉浮洪而无力，按之全无者，附子泻心汤主之。

走 有 形 证

其人病上吐下泻不止，当渴而反不渴，其脉微细而弱，理中汤主之。渴而脉沉有力而疾者，五苓散主之。

少阴证，发热，脉沉者，必当汗。

缓汗之，麻黄附子细辛汤。

微汗之，麻黄附子甘草汤。

---

① 凉：四库本作"热"。

少阴证下利辨

色青者，当下；色不青者，当温。

少阴证口中辨

口中和者，当温；口干燥者，当下。

少阴证咽喉辨

热者，甘草汤；寒者，半夏汤；寒热者，桔梗汤。

通脉四逆汤，姜、附加甘草。为脉沉细而迟弦。姜、附以治寒，甘以缓之，为肝苦急也。其证小便自利，子能令母实，自东之北，为逆行也。

姜、附加葱白。为脉沉细而迟涩。姜、附以治寒，辛以润之，为肾恶燥也。其证大便自利，冷主气，自北而西，此亦以为逆行也。

少阴禁忌不可犯

脉细沉数，病为在里，不可发汗。

脉微者，不可发汗。

尺脉微弱涩者，便①不可下。

麻黄附子细辛汤，体沉加防己、苍术，乃胜湿也；体轻加石膏、知母，乃胜热也。

---

① 便：四库本作"复"。

卷　　下

前后虚实图

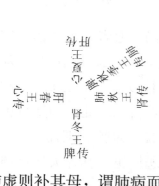

　　假令脾、肺虚则补其母，谓肺病而补其脾也，则肾自平矣。假令脾、肺实则泻其子，谓脾病而泻其肺也，则心自平矣。《难经》云：从前来者为实邪，从后来者为虚邪，从所不胜来者为贼邪，从所胜来者为微邪，自病者为正邪。

　　假令心病，中风得之为虚邪，伤暑得之为正邪，饮食、劳倦得之为实邪，伤寒得之为微邪，中湿得之为贼邪。

　　假令心病得脾脉，土在火之分也，克火之水退而不敢至，火独王于南方，是从前来者为实邪也。

假令心病得肝脉，木在火之分也，土退而不敢至。土退而不至，则克火之水随木而至，是从后来者为虚邪也。

假令脾、肺虚，脾母能令肺子虚也，用理中汤，非补脾也，脾中补肺也。故曰：虚则补其母。以其脾为生肺之本也，则用人参、白术之类。大经曰：滋苗者必固其根。此之谓也。

假令脾、肺实，肺子能令脾母实也，用泻黄散，非泻脾也，脾中泻肺也。故曰：实则泻其子。以其脾为生肺之上源，则用栀子、石膏之类。大经曰：伐下者必枯其上。此之谓也。

天和六脉，六甲王脉，四时平脉，合而用之，则天、地、人三才之道备矣。

诸经皆言大则病进者何也

答曰：散而浮大者，心也。心主无为，相火用事，是为相应，以五服①言之，王畿②中也；以王畿言之，九重③中也。君主无为，当静以养血。若浮大而出于外，非其所宜也。以王道言之，《书》云：外作禽荒，

① 五服：古代王畿外围的地方，以五百里为率，视距离的远近分为五等，叫"五服"。
② 王畿：古代直属天子的地域。
③ 九重：旧指帝王所居之处。

未或不忘。经云：主不明，则十二官危矣！此散而浮大者，君主兼臣下之权而不知反，故曰大则病进。

南政甲巳所临之岁，司天在泉，但见君火在上者，上不应；在下者，下不应。

北政但见君火在上，则下不应；在下，则上不应；在左，则右不应；在右，则左不应。当沉而浮，当浮而沉也。

南政以前为左，以后为右，君也。

北政以前为右，以后为左，臣也。

启玄子云：天地阴阳，视之可见，何必思诸冥昧，演法推求，智极心劳而无所得耶？

《难经》仲景合而为一

仲景先太阳，次阳明，后少阳，自无形传有形，从外而之内者也。仲景之所言，天令而暴至者也。《难经》先少阳，次阳明，后太阳，自有形传无形，从内而之外者也。故《难经》之言，言杂病而久疾者也。

仲景言弦、涩为阴，叔和言弦、涩为阳，何意？大抵弦、涩，东、西也。以南北分之，故有阴阳之别，涩本燥火，弦本水少，虽有南、北之分，总而言之，则不离诸数为热，诸迟为寒。仲景、叔和，言本两途，非相违背，合而论之，皆是也。仲景所言，言伤寒自外而入者；叔和所言，言五脏自内而出者。

仲景叔和合而为一

图涩弦论　王叔和　张仲景

（弦沉阴正　涩分阴阳）

仲景言弦、涩为阴，叔和言弦、涩为阳，何意？大抵弦、涩，东、西地。以南北分之，故有阴阳之别，涩本燥火，弦本水少，虽有南、北之分，总而言之，则不离诸数为热，诸迟为寒。仲景、叔和，言本两途，非相违背，合而论之，皆是也。仲景所言，言伤寒自外而入者；叔和所言，言五脏自内而出者。

伤寒从气而入，故仲景以弦脉为阴，自艮而之内，从外入，先太阳也，位在东北。

杂病从血而出，故叔和以弦脉为阳，自巽而之外，从内出，先少阳也，位在东南。

北弦　胸中痛　寒在胃　停水满丹田　南

目赤叫呼烦躁　大肠　　胃　三焦

右　寸肺　　　关脾　　尺命门

左　寸心　　　关肝　　尺肾　寒

引饮①脉八九至　小肠　胆弦　膀胱

南弦　　理中汤　　子能令母实　　北

固卫之阳桂枝人参甘草汤
凡在右者，皆受左克。
里　自右之左　　主从客变
右　大肠庚肺辛涩　　胃戊脾己　　缓　　命门相火　　洪
左　心丁小肠丙洪　　肝乙胆甲　　弦　　肾癸膀胱壬　　沉
表　自左之右　　客从主变
凡在左者，皆克诸右。
浮克浮　　沉克沉

表里所当汗下

手太阴复主表证，却当汗。
右行阴二十五度　肺大肠　脾胃　命门　心包三焦八里主下
左行阳二十五度　心小肠　肝胆　肾　膀胱七表主汗
足厥阴复主血证，却当下。

仲景浮汗而沉下

右手沉实，调胃、承气。

---

① 饮：四库本作"余"。

左手沉实，桃仁、抵当。

《难经》沉汗而浮下

右手浮实，枳实、牵牛。

左手浮实，桃仁、四顺。

右手，杂病是为之表，伤寒是为之里。

左手，杂病是为之里，伤寒是为之表。

伤寒入里见标脉则生

假令胃病下之，脉浮而汗出是也。

杂病出表见标脉则死

假令脾病补之，脉弦而面青是也。

察色脉以定吉凶

脉，地也；色，天也。地生天则顺，天生地则逆。

假令得弦脉而面赤色，地生天也，地生天则顺也。
儿扶母兮，瘥速也。

假令得弦脉而面黑色，天生地也，天生地则逆也。
母抑子兮，退迟也。

色者，阴中之阳气也，本乎天。

脉者，阳中之阴气也，本乎地。

弦 有 浮 沉

浮为甲化，《素》言天，化，泄土。

沉为乙不化，《难》言地，不化，泄木。

泄土者，栀子、黄柏。

泄木者，防风、羌活。

洪浮者为丙，便有水化，从其变也。

洪沉者为丁，只是火化，从其常也。

针　　经

甲、丙、戊、庚、壬皆变，乙、丙、己、辛、癸不变。并只言木。杂病原无表证者，不可言左手，有下证，只当言右手，足①阳明中求之。

伤寒原有表证者，可言左手，有下证，下证者，血证也，当于足厥阴中求之。

相 合 脉 经

脉之相合，各有虚实，不可作一体观之。假令洪、

---

① 足：四库本作"手足"。

弦相合，洪，客也；弦，主也，子能令母实也。弦、洪相合，弦，客也；洪，主也，母能令子虚也。余藏可以类推之。至于手、足之经亦相合，假令伤寒脉浮紧而带洪者，即手经丙也，余仿此。假令侮所不胜者，挟其势也。脉弦而入金之分，非挟火之势，则不敢侵金之分。

弦而带数，甲终于甲也；弦而带洪，壬终于丙也。

四正脉伤之图

甲乙非军至沉气伤方也 乙伤浮弦丙克 沉甲火也

午之上非金越浮弦脉 癸伤方南 火也 壬浮迟脉克

寒克度东涩迟 圣伤方也 沉血伤方也

脉当有神

脉之不病，其神不言，当自有也。脉既病，当求其中神之有与无焉。谓如六数、七极，热也，脉中有力，即有神也；三迟、二败，寒也，脉中有力，即有神也。热则有神当泄其热，则神在焉；寒则有神当去其寒，则神在焉。寒、热之脉无力，无神，将何药而泄热去寒乎？苟不知此，而遽泄去之，将何依以生？所以十亡八九。故经曰：脉者，血气之先。又云：血气者，人之神，可以不谨养乎？不可不察其有无乎！

治病必当求责

假令治病，无问伤寒、畜血、结胸、发黄等病诸证，并一切杂证，各当于六经中求责之。谓如发黄证，或头痛，腰脊强，恶寒，即太阳证也；或身热，目疼，鼻干，不得卧，即有阳明证也。余皆仿此。

更有手足经或一经非本家病
而自他经流入者亦当求责

谓如手阳明流入足阳明，是上流下也，本非足经病，当于手经中求之。是知治足经者，非也。亦有下而流上者。其余诸经相贯通者，皆然。更有支别流入者，亦有同邻而病者。合为表里者，邻也。亦有夫妇各相传授者，甲传己之类，脾传胃之类亦是，皆当求责之。凡言虚实，皆当于子母中求责之。

治病必求其本

假令腹痛，桂枝加芍药、大黄。桂枝加大黄，何为

不只用芍药，大黄之属却于桂枝汤内加之？大抵治病必
求其责。知从太阳中来，故以太阳为本也。又如结胸
证，自高而下，脉浮者不可下，故先用麻黄汤解表已。
脉沉，然后以陷胸汤下之，是亦求其本也。至于畜血下
焦，血结膀胱，是亦从太阳中来，侵尽无形之气，乃侵
膀胱中有形血也。

形不足者温之以气精不足者补之以味

　　谓寒伤形，热伤气，形、气能自伤也，此云不足
者，皆太过也，以其太过则自伤，自伤则不足矣。
　　《金匮真言》云：冬，按跷，四时各有病者何？盖
五藏之阳气皆伏于肾中，动有深浅，随行动而病，故于
四时而各异也。

心血
荣血
之主
火热有形

金之卫肺
燥主气气
无形

水藏身其

痛 随 利 减

诸痛为实，痛随利减。世皆以"利"为"下之"者，非也。假令痛在表者，实也；痛在里者，实也；痛在血气者，亦实也。在表者汗之则痛愈；在里者下之则痛愈；在血气者散之、行之则痛愈，岂可以"利"字只作"下之"乎？但将"利"字训作"通"字，或训作"导"字，则可矣。是以诸痛为实，痛随利减，汗而通导之利也，下而通导之亦利也，散气、行血皆通导而利之也。故经曰：诸痛为实，痛随利减。又曰：通则不痛，痛则不通。此之谓也。

抑　　本

假令高者抑之，非高者固当抑也，以其本下，而失之太高，故抑之而使下。若本高，何抑之有？

假令下者举之，非下者固当举也，以其本高，而失之太下，故举之而使高。若本下，何举之有？

虚　　实

假令水在木之分，是从后来，从后来者为虚邪。虽在水为虚邪，则木本虚矣。经曰：母能令子虚。

假令火在木之分，是从前来，从前来者为实邪。虽在火为实邪，则木本实矣。经曰：子能令母实。

假令两手脉中弦，无表证，乃东方实也，是西方肺气大不足也，缘母虚所致也。当大补其脾，微补其肺，大泄其火，微泄其水。杂证诸论云：先调其气，次论诸疾况，此乃本经不足之证也。《难经》云：东方实，是西方虚也。又云：欲泄其邪，先补其虚，此之谓也。如是之证，当以温药补脾，以气药燥剂为用。如正气已胜，当以泄火、泄风之药清高凉上，勿令入胃中，此为全治。益黄、白术、半夏、茯苓、甘草。酒病得之，加泽泻。手、足阳明二燥用益黄者，燥湿而补其气也，实泄黄也。泄火木、泄青之类，羌活、防风、生地黄、黄连等分，黄芩倍之。凡用药补，即用各方之生数，理中丸、建中汤是也；泻即用各方之成数，七宣丸、七圣丸是也。

问两手寸关弦疾脾弱火胜木旺土亏金烁当作何治

答曰：不从标本，从乎中治也。木，标也；土，本也；火，中也。烁金亏土旺木者，皆火也，仲阳安神丸主之。山芋、门冬，益金之气，金气胜则木自平；凝水石、牙硝，火中添水，使变为湿热也。湿热者，季夏之令也，非土而何？故用朱砂以坠火下行，是已将退与子，权行湿令也，是以弦得除而土自王也。秋喘，加人参与丹砂等，夏则不加。养气者，加沉香。欲发汗者，临卧先服白粥一盂，后药之则汗也。寒热，神少，振摇，小便淋，或多或少，大便走，完谷不化，口干舌缩，唇吻有疮，心下痞，大渴引饮，恶干喜湿，目花，四肢无力，怠惰①嗜卧，食不入，皮肤燥涩，面色黧黑，肌肉销铄，胸腹中急，额上汗出，此法泄火益湿补气，脉弦、浮、沉同治。气不化，小便不利，湿润肌滑，热蒸阴少气不化。

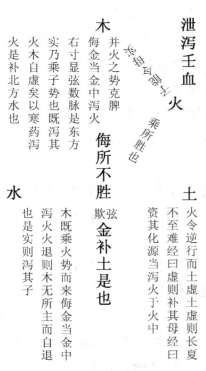

泄泻壬血

火

乘轻而侮之　乘所胜也

木

并火之势克脾
侮金当金中泻火
右寸显弦数脉是东方
实乃乘子势也既泻其
火木自虚矣以寒药泻
火是补北方水也

侮所不胜

弦
欺金补土是也
木既乘火势而来侮金当金中
泻火火退则木无所主而自退

土

火令逆行而土虚土虚则长夏
不至难经曰虚则补其母经曰
资其化源当泻虚火于火中

水

也是实则泻其子

---

①　惰：原作"堕"，据四库本改。

气走，小便自利，燥肌，燥涩为迫，津液不能停，离硃丹主之。弦数者，阳陷于内，从外而之内也。弦则带数，甲终于甲也；紧则带洪，壬终于丙也。

若弦虚则无火，细则无水，此二脉从内之外也，不宜离硃丹。

六月大热之气反得大寒之病气难布息身凉脉迟二三至何以治之

答曰：病有标本，病为本，令为标。用寒则顺时而失本，用热则从本而逆时，故不从标本，而从乎中治。

草豆蔻
寒道
黄麻　　桂枝
　春凉
　冬热
附子　干姜

谓东南二方，用麻黄发汗也
谓西北二方，止用桂枝也

中治者，用温也。然则温不能救大寒之病，用姜、附则不可。若用姜、附，似非温治之。不然，衰其大半乃止，脉反四至，余病便天令治之足矣。虽用姜、附，是亦中治也，非温而何？经曰：用热远热。虽用之不当，然胜主可化，亦其理也。

$$表\begin{cases}实实，麻黄汤。\\虚虚，桂枝汤。\end{cases}\qquad 中\begin{cases}实，调胃承气汤。\\虚，小建中汤。\end{cases}$$

$$沉\begin{cases}实，大承气汤。\\虚，四逆汤。\end{cases}$$

《素问·咳论》一十一证各随脏腑汤液之图①

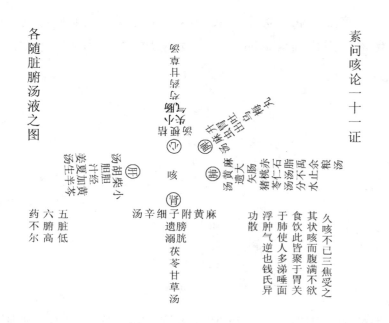

---

① 此标题原无，据原目录补。

《素问》五脏疟证候汤液之图①

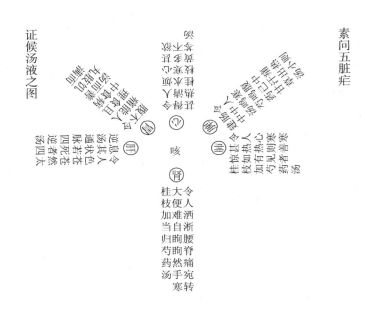

证候汤液之图　　　　　　　　　　　　　　　　　　　　素问五脏疟

疟之为病，以暑舍于荣卫之间，得秋之风寒所伤而后发。亦有非暑，感冒风寒而得之者。邪并于阳则发热，冰水不能凉；邪并于阴则发寒，汤火不能温。并则病作，离则病止，作止故有时。在气则发早，在血则发晏。浅则日作，深则间日。或在头项，或在背中，或在腰脊，虽上下远近之不同，在太阳一也。或在四肢者，风淫之所及，随所伤而作，不必尽当风府

----

①　此标题原无，据原目录补。

也。先寒而后热者，谓之寒疟；先热而后寒者，谓之温疟，二者不当治水火，当从乎中治。中治者，少阳也。渴者，燥胜也；不渴者，湿胜也。疟虽伤暑，遇秋而发，其不应也。秋病寒甚，太阳多也；冬寒不甚，阳不争也；春病则恶风；夏病则多汗。汗者，皆少阳虚也，其病随四时而作异形如此。又有得之于冬而发之于暑，邪舍于肾，足少阴也；有藏之于心，内热蓄于肺，手太阴也。至于少气烦冤，手足热而呕，但热而不寒，谓之瘅疟，足阳明也。治之奈何？方其盛矣，勿敢必毁；因其衰也，事必大昌，治法易老疟论备矣！

治当顺时

夏，天气上行；秋，天气下行，治者当顺天道。谓如先寒后热，太阳阳明病，白虎加桂也，此天气上行宜用之。若天气下行，则不宜泻肺，宜泻相火命门则可矣。亦有内伤冷物而作者，当先调中，后定疟形，治随应见，乃得康宁。亦有久而不差者，当求虚实，以脉为期，虚补实泻，可使却疾，此之谓也。

《素问》六经疟候汤液之图

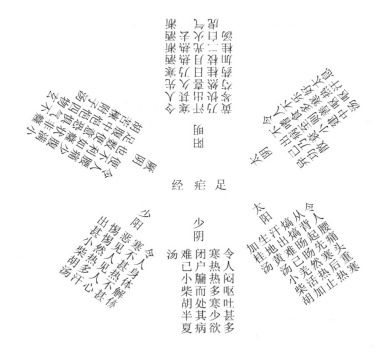

足疟经

问《素问》《难经》《铜人》经络
所病各异者如用针当从何法

　　答曰：《素问》者，从天之六气言也；《难经》者，
从地之血脉言也；《铜人》者，从经言人也。从天而言，
先气而后血；从地而言，亦先气而后血；从人而言，在

天地之间。从地之病而言，即地中之气病，故血从而病
也。从天而言，先是动，后所生；从地而言，亦先是
动，而所生之病后也。

问寒病服热药而寒不退热病
服寒药而热不退其故何也

启玄子云：热不得寒，是无水也；寒不得热，是无
火也。寒之不寒，责其无水；热之不热，责其无火。经
云：滋其化源。源既已绝，药之假不能滋其真水火也。

疾 有 自 误

或始不早治，日数久淹，或困乃求医，法不及用，
病势已盈，岂为天命。

病有变怪仲景平脉法第二

及诊得脉，形证相应，因与服汤，食顷变大吐下、腹
痛，是为变怪。或有旧时服药,今乃作发,是亦谓之灾怪耳。

喘论此论当以经言邪气盛则实断之

华佗云：盛而为喘，减而为枯。故《活人》亦云：

发喘者，为①有余也。凡看文字，须得会得本意。盛而
为喘者，非肺气盛也；喘为肺气有余者，亦非气有余
也。气盛当认作气衰，有余当认作不足。肺气果盛，又
为有余，则当清肃下行而不喘。以其火入于肺，衰与不
足而为喘焉。故言盛者，非言肺气盛也，言肺中之火盛
也；言有余者，非言肺气有余也，言肺中之火有余也。
故泻肺以苦寒之剂，非泻肺也，泻肺中之火，实补肺气
也，用者不可不知。

桔梗枳壳汤

《活人书》言：治痞当知是痞，宜先用桔梗枳壳汤。
非用此以治心下痞也，审知错下必成痞证，是气将陷而
过于胸中，故先用此，使不致于痞也。若已成痞而用
此，则失之晚矣，不惟不能消痞，胸中之气反病矣。
"先"之一字，预早之意也。先用枳壳汤，若不应，后
以仲景痞药治之则可。若热枳壳汤以治痞，其害亦深
矣！"先"之一字，不可不知也。

寻衣撮空何脏所主

寻衣撮空，许学士说作肝热风淫末疾，故手为之寻

---

① 为：四库本作"气"。

衣撮空。此论虽然，莫若断之为肺热，似为愈矣，其人必谵语妄言。经曰：肺入火为谵言，兼上焦有疾，肺必主之。手经者，上焦也。二者皆当其理，果何如哉？天地互为体用，此肺之体，肝之用。肝主诸血，血者，阴物也，此静体何以自动？盖肺主诸气，为气所鼓舞，故静得动。一者说肝之用，一者说肺之体，此天地互为体用，二者俱为当矣。是知肝藏血，自寅至申，行阳二十五度，诸阳用事，气为肝所使；肺主气，自申至寅，行阴二十五度，诸阴用事，血为肺所用。

三法五治论

若五治不分，邪僻内作，工不能禁。夫治病之道有三法焉，初、中、末也。

初治之道，法当猛峻者，谓所用药势疾利猛峻也。缘病得之新暴，感之轻，得之重，皆当以疾利猛峻之药急去之。

中治之道，法当宽猛相济，为病得之非新非久，当以缓疾得中之养正去邪，相兼济而治之。养正去邪者，假令如见邪气多，正气少，宜以去邪药多，正气药少。凡加减药法，如此之类，更以临时对证消息，增减用药，仍依时令行之无忌也。更加针灸，其效甚速。

末治之道，法当宽缓。宽者谓药性平善，广服无毒，惟能养血气安中。盖为病证已久，邪气潜伏至深而正气微少①，故以善药广服，养正多而邪气自去。更加以针灸，其效必速。夫疗病之道，有五治法焉，和、取、从、折、属也。

一治各有五五五二十五治如火
之属衰于戌金之属衰于辰是也

一治曰和，假令小热之病，当以凉药和之，和之不已，次用取。二治曰取，为热势稍大，当以寒药取之，取之不已，次用从。三治曰从，为势既甚，当以温药从之，为药气温也，味随所为，或以寒因热用，味通所用，或寒以温用，或以发汗之，不已又再折。四治曰折，为病势极甚，当以逆制之。逆制之不已，当以下夺之，下夺之不已，又用属。五治曰属，为求其属以衰之。缘热深陷在骨髓间，无法可出，针药所不能及，故求其属以衰之。缘②属之法，是同声相应，同气相求。经曰：陷下者灸③之。夫衰热之法同前所云，火衰于戌、金衰于辰之类是也。如或又不已，当广其法而治之。譬如孙子之用兵，若在山谷，则塞渊泉；在水陆，则把渡口；在平川广野，当清野千里。塞渊泉者，刺俞穴；把渡口者，夺病发时前；清野千里者，如肌羸瘦弱，宜广服大药以养正。

夫病有中外，治有缓急。在内者，以内治法和之。

气微不和，以调气法调之。

在外者，以外治法和之。

其次大者，以平气法平之。

盛甚不已，则夺其气，令其衰也。故经曰：调气之方，必别阴阳，定其中外，各守其乡。

内者内治，外者外治，微者调治，其次平治，盛者夺之，汗者下之[①]。

面部形色之图

察色分位　坤胃_{遗散至肾死}　兑肺　乾大肠_{遗散至肝死}
额　　　　离心　　　　坎肾颐
精明五色　巽胆_{遗散至脾死}　震肝　艮小肠_{遗散至肺死}

天 元 图

《七十四难》曰：从其首，系其数。

间象　在表　五化叠元　以应望闻

肝　青_{大敦木井}　臊曲泉水合　酸_{中封金经}　呼_{太冲土俞}

---

①　汗者下之：此下四库本有"寒热温凉，衰之以属，随其攸利"一句。

泣行间火^①荥

　　心　赤少府火荥　　焦少冲木井　　苦少海水合　　言灵道金经

汗神门土俞

　　脾　黄太白土俞　　香大都火荥　　甘隐白木井　　歌阴灵泉水合

涎商丘金经

　　肺　白经渠金经　　腥太渊土俞　　辛鱼际火荥　　哭少商木井

涕尺泽水合

　　肾　黑阴谷水合　　腐复溜金经　　咸太溪土俞　　呻然谷火荥

液涌泉木井

地　元　图

《六十八难》曰：元证脉合，复生五象。

　　井心下满　　胆元证　　身热　　体重节痛　　喘嗽寒热　　逆气

泄

　　荥身热　　心下满小肠　　元证　　体重　　寒热　　逆气

　　俞体重节痛　　心下满胃　　身热　　元证　　寒热　　逆气

　　经喘咳寒热　　心下满大肠　　身热　　体重　　元证　　逆气

　　合逆气而泄　　心下满膀胱　　身热　　体重　　寒热　　元证

　　假令胆病善洁，面青，善怒元证，得弦脉脉合，又病

心下满当刺胆井；如见善洁，面青，善怒，脉又弦，又病

身热当利胆荥；又病体重节痛当刺胆俞；如见善洁，面青，

―――――――――

　　① 火：四库本作“水”。

善怒，脉又弦，又病喘咳寒热_{当刺胆合}。余经例仿此。假令肝经淋溲，便难，转筋，春刺井，夏刺荥，秋刺经，冬刺合。

人 元 例

《六十五难》说合　《七十三难》说荥

在经木、火、土、金、水

再分七象以应切脉　　独包七法

有阴阳　　配合　　父子　　兄妹

接经　　平经说象　　拔源

阴 阳 例

阴阳者，子午也，谓荥合、水火之称，名曰阴阳也，十二经皆有之，或感得父气，或感得母气而病焉。子午者，乾坤也，乾坤包六子，六子附乾坤也。故《七十难》云：春夏各致一阴，秋冬各致一阳。春夏刺井、荥，秋冬刺经、合，是各致一阴一阳之义。亦谓井、经近乎子、午，然当微泻其井，大泻其荥，微补其经，大补其合。或补泻反作，是寒则留之，热则疾之，故微大补泻，以应春食凉，夏食寒，秋食温，冬食热。假令胆病善洁，面青，善怒，脉得浮之实大，沉之损小，是感得父气为阳中之阳，当于本经中泻火补水；却得浮之损

小，沉之实大，是感得母气为阴中之阳，当于本经中泻
水补火。

配　合　例

《七十七难》曰：上工治未病者，见肝之病，则知
肝当传于脾，故先实其脾气，无令受肝之邪气也。假令
见肝病，欲实其脾者，先于足太阴经中补土字一针，又
补火字一针，后于足厥阴肝经内泻木字一针，又泻火字
一针。

子　母　例

假令见肝病满闷，淋溲，便难，转筋，又见心病烦
心，心痛，掌中热而哕，当于足厥阴肝经内木火二字各
一针。

兄妹例已上子母兄妹名曰四针象

假令见足厥阴肝之经太过，又兼见胆之证太过，是
为兄妹。当泻肝经内木、火二字各一针，又泻胆经内
木、火二字各一针。此五法乃人元法也。

接　　经手、足经同

《内经》曰：留瘦不移，节而刺之，使十二经无过绝。假令十二经中是何经略不通行，当刺不通行凝滞经，俱令接过节。如刺之，无问其数，以平为期。如诸经俱虚，补十二经；如诸经俱实，泻十二经。补当随而济之，泻当迎而夺之。

平经说象《七十九难》

为见诸经中无过与不及之病而有病。

《八十难》曰：有见如入，谓左手见气来至乃内针，针入见气尽乃出针，非用迎随补泻之法。不虚不实，不虚谓真气未虚，不实谓邪气未实。以此故自取其经施其法也。

拔　源　例

假令针本经病了，又于本经原穴亦针一针。如补肝经，亦于肝原穴上补一针；如泻肝经来，亦于肝经原穴上泻一针。如余经有补、泻，针毕仿此例，亦补、泻各经原穴。

接经　补遗

又补其母，亦名随而济之；又泻其子，亦名迎而夺之；又随呼吸出内，亦名迎随也。

两胁痛，少阳丘墟。心痛，少阴太溪并涌泉，足厥阴原穴。腰痛，昆仑、委中出血。喘满，痰实如胶，太溪。呕哕无度，手厥阴大陵。头痛，手、足太阳原。热无度，不可止，陷谷出血。小肠疝气痛，足厥阴太冲。百节酸疼，实无所知，三棱刺绝骨出血。

妇人血不止，刺足太阴井。喉闭，手、足少阳井。并少商，手、足太阴井。大烦热不止，昼夜无力，刺十指间出血，谓八阳大节。眼发睛欲出，亦须大刺。目痛，大眦痛，刺太阳井。头中痛不可忍，卒疝痛。妇人阴中痛，皆刺足厥阴井。目痛，小眦痛，刺少阳井。心痛，脉沉，肾原穴。脉弦，肝原穴。涩脉，肺原穴。缓脉，脾原穴。身之前，足阳明原穴。身之后，足太阳原穴。身之侧，足少阳原穴。灸一身之内，分为八方。脐已上至鸠尾，以年为壮，大椎已下至腰中，以年为壮[①]。手足四分，自井为一，荥为二，至合为五之类，自胆中分四向，如井、荥数倍之，百会为一分，亦如胆中法。凡欲灸者，先诊其脉，若浮者，不可灸，灸之必变。

---

① 壮：此下原衍"腰"字，据四库本删。

月晦前、后各二日属坤，为癸乙，月缺，无泻；

月望前、后各二日属乾，为甲壬，月满，无补。

初三日至上弦，属震，仰盂，为庚；

上弦日至月望，属兑，上缺，为丁；

月望日至下弦，属巽，为风，为辛；

下弦日至月晦，属艮，纳雨，为丙。

天 元 图

《七十四难》曰：从其首，系其数。间象、在表、五化叠元，并见前图。拾遗。夫天元法者，谓之五化叠元，当从其首，系其数。首者，寅方春也，在人为肝。是从东方，顺天轮数至所主之处，计从几数，却于所受病一方倒叠回去，数至依前数尽处，便于元受病一方穴内，泻所止之方来路穴也。不得于所主之方内经中泻之，勿误。

假令病者闻香臭二者，心主五臭也，入脾为香臭。从东数致所主之处，所主五臭者，心也。东一、南二，计得二数，却当于受病之方倒叠回去。脾一、心二，元数二①也，是数至心。心者，荥火也。当于受病之方内泻荥火，是脾经泻火都是也。或曰：何以倒叠数？对曰：此从地出，为天轮所载，右迁于天，不当于所显之

---

① 二：四库本作"三"。

虚^①治之，此舟行岸移之意也。

地 元 图

《六十八难》曰：元证脉合，复生五象。

在表，间象，以应望、闻及肝胆各五法。并见前图。

人元法例<small>前图已载七象、七法，见前人元例后</small>。并见前图。

大接经从阳引阴

足太阳膀胱经之脉，出于至阴，小指外侧，去爪甲角如韭叶，为井金，足小指之端也。<small>十呼。</small>

足少阴肾之脉，涌泉，足心也，起于小指之下斜趣。<small>三呼。</small>

手厥阴心包脉，其直者，循中指，出其端，去爪甲如韭叶陷中，为井，中冲穴也。其支者，别掌中，循小指次指，出其端。

手少阳三焦之脉，起于小指次指之端，去爪甲如韭叶，为井。<small>三呼。</small>

足少阳胆之脉，起于窍阴，小指次指之端，去爪甲如韭叶，为井。其支者，上入大指歧骨内，出其端，还贯爪甲，出三毛。<small>三呼，二十呼。</small>

---

① 虚：四库本作"处"。

足厥阴之脉，起于大指之端，入聚毛之际，去爪甲如韭叶，为井，大敦穴也，及三毛中。十①呼，六②呼。

手太阴肺之脉，起于大指之端，出于少商，大指内侧也，去爪甲如韭叶，为井。其支者，出次指内廉，出其端。

手阳明大肠之脉，起于大指次指之端，入次指之内侧③，去爪甲角如韭叶，为井。一④呼，中指内交。三呼。

足阳明胃之脉，起于大指次指之端，去爪甲如韭叶，为井。其支者，大指间出其端。一呼。

足太阴脾之脉，起于足大指端，循指内一侧，去爪甲角如韭叶，为井，隐白也。十呼。

手少阴心之脉，起于小指内，出其端，循指内廉之端，去爪甲角如韭叶，为井。三呼。

手太阳小肠之脉，起于小指之端，循指之端，去爪甲一分陷中，为井。五呼。

大接经从阴引阳

手太阴肺之脉，起于大指端，出于少商，大指内侧也，去爪甲角如韭叶，为井。其支者，出次指内廉，出其端。

手阳明大肠之脉，起于大指次指之端，入次指内

---

① 十：四库本作"七"。
② 六：原作"大"，据四库本改。
③ 侧：此字原无，据四库本补。
④ 一：四库本作"二"。

侧，去爪甲如韭叶，为井。<small>一呼。</small>

足阳明胃之脉，起于大指次指之端，去爪甲如韭叶，为井。<small>一呼。</small>其支者，大指出其端。

足太阴脾之脉，起于足大指端，循指内侧，去爪甲角如韭叶，为井，隐白也。

手少阴心之脉，起于小指内，出其端，循指内廉之端，去爪甲角如韭叶，为井。

手太阳小肠之脉，起于小指之端，去爪甲下一分陷中，为井。

足太阳膀胱之脉，出于至阴，小指外侧，去爪甲角如韭叶，为井金，足小指之端也。

足少阴肾之脉，起于小指之下，为井，涌泉穴也。

手厥阴心包之脉，其直者，循中指，出其端，去爪甲角如韭叶陷中，为井，中冲穴也。其支者，别掌中，循小指次指，出其端。

手少阳三焦之脉，起于小指次指之端，去爪甲角如韭叶，为井。

足少阳胆之脉，出于窍阴，足小指次指之端，如韭叶，为井。其支者，上入大指歧骨内，出其端，还贯爪甲，出三毛。

足厥阴肝之脉，起于大指之端，入聚毛之际，去爪甲如韭叶，为井，大敦及三毛中。<small>六呼。</small>

凡此大接经，从阴引阳，从阳引阴。

东垣二十五论后录。

诸 经 头 痛

阳明头痛，自汗，发热，白芷。少阳头痛，脉弦，往来寒热，柴胡。太阳头痛，恶风，恶寒，川芎。太阴头痛，痰实体重，腹痛，半夏。少阴头痛，手三阴、三阳经不流行，而足寒逆，为寒厥头痛，细辛。厥阴头痛，项痛，脉微浮缓，欲入太阳，其疾痊矣。然而，亦当用川芎。气虚头痛，黄芪。血虚头痛，当归。诸气血俱虚头痛，黄芪、当归。伤寒头痛无汗麻黄汤，有汗桂枝汤。太阳经所发阳明头痛，白虎汤。少阳头痛，柴胡汤。太阴头痛脉浮桂枝汤，脉沉理中汤。少阴头痛脉沉，微热，麻黄附子细辛汤。厥阴头痛外伤本经，桂枝麻黄各半汤。

呕而微吐水吴茱萸汤，内亦病也。

易老曰：非白术不能去湿，非枳实不能消痞，非天雄不能补上焦之阳虚，非附子不能补下焦之阳虚。

治目地芝丸定志地黄丸①

治目不能远视，能近视，或亦妨近视，或脉风成疬，地芝②丸主之。

---

① 此标题原无，据原目录补。
② 芝：原作"黄"，据上列标题和四库本改。

生地黄_{爆干，四两}　天门冬_{汤炮，去心}　枳壳_{面炒，去穰，}
_{二两}　甘菊花_{未开者，秤二两}

上为细末，炼蜜为丸如梧桐子大。如能饮食，茶清汤下；不能饮食，温酒下；食后改熟地黄亦可。_{此说亦见}
_{《病机气宜》目门下亦有。}

治目不能近视，反能远视，服局方定志丸。

目能远视，责其有火；不能近视，责其无水，法当补肾。目能近视，责其有水；不能远视，责其无火，法当补心。补肾，补足少阴。补心，补手少阴。补肾，六味地黄丸加牡蛎。补心，定志丸加茯苓。

不能近视，晨服地黄丸。
不能远视，卧服定志丸。〕手、足少阴经。

治精滑固真丸①

治精滑久不愈，固真丸。

单牡蛎不以多少，砂锅子内煅，醋淬七遍，为末，醋糊为丸如梧桐子大，每服五十丸，空心盐汤下。

脾胃虚渴不止②

六脉俱弦，指下又虚，脾胃虚弱痛③也，食少而渴

---

① 此标题原无，据原目录补。
② 此标题原无，据原目录补。
③ 痛：四库本作"病"。

不已，心下痞，腹中痛，或腹中狭窄如绳束之急，小便不利，大便不调，精神短少。此药专治大渴不止，腹中窄狭，所食减少，大有神效。

白茯苓去皮　陈皮去白　人参　生姜先用滚汤掠过，焙干，各秤一两

秋时减姜一半；如脉弦，或腹中急甚，加甘草三钱。

上同为末，炼蜜为丸，如弹子大，每服一丸，白汤化下。食前空心细嚼，白汤送下亦可。忌生冷硬物，及怒发思虑过节。

腹胀便血内寒朱砂丹①

六脉沉紧，按之不鼓，膀胱胜小肠也，或泻利不止而腹胀，或纯便血赤血，或杂脓血，便虽多而不渴，精神短少，或面白脱色，此失血之故。或面黄而气短，此元气损少之故。且小肠者，手太阳经丙火也；膀胱者，足太阳经壬水也。是壬水乘丙小肠之位，小肠为壬所克而外走也。诸手经短而足经长，兼以五行相克论之，俱是足经。此火投于水，大寒之证，宜温之则愈。其与《难经》一证，寒热相反，亦名曰小肠泻，亦作泄。海藏云：此杂病火投于水，变为寒证。又外伤足太阳膀胱

① 此标题原无，据原目录补。

经，左脉俱浮，为表阳之候也，忽变为内寒，亦旺火投盛水，而屈丙就壬化。脉反不浮而微沉，此内病与外病俱有。此火投水例，非精于脉诊者，孰能知之，姜附赤石脂朱砂丹。

生附子半两　生干姜半两，不泡　朱砂一两，另研　赤石脂一两半，水飞

上为细末，酒糊丸如黑豆大，每服十五丸至二三十丸，米饮汤下，茯苓煎汤下尤妙。

东垣云：因看卢氏《医镜》，见此一药味数，分两同，惟丹砂用伏火者，及治病有差。所治者，小便数而不禁，怔忡多忘，魇梦不已，不同耳。见其不同，审而详之，乃得此之治法不差，且泛举之。经言肾主大、小便，肝主小便淋溲。《难经》云：小肠为赤肠。是面赤色及便溺赤色者，皆出心与小肠，南方赤色，显于外也。经言下焦如渎者，正谓大小便也。大便为阴，为有形，乃下焦之下者也。肾脏病为肾主大便，不言大肠者，明子行父之道。小便为气所化，乃下之高者也，谓肝主小便淋溲，亦是子行父道，为腑病。诸气化者皆腑，诸有形血化者皆脏病所主。此腑言膀胱病，二证俱在，下焦则同染，有形、无形及在腑、在脏有殊，俱是丹田衰败。不言及心火者，以其相火代行君之令故也。细分之，则膀胱壬水胜丙小肠者，是不传入阴，故泄血。泄血利不禁，为有形质病，且不传阴，则阴不病。何为有形病？此为阴之体也，为腑之用也，天地阴阳互

为体用。以斯可见，是明五脏者，为六腑所用，六腑为五脏所用明矣，是有形皆为传阴也。夫小便不禁，是膀胱不约为遗溺，此不传阴也，是丹田胞络受寒，为壬所克。大抵诸腑皆盛有形物，有形病者在腑，责其所来，皆在脏也。用伏火丹砂者，去其寒性耳。治法同者，以其俱在下焦，补诸形火，同在胞络耳，以其胞与肾相对，有渠相通故也。肾主大便，肝主小便，所治安得不殊？经曰：肾、肝同归一治。经又云：少阳主骨所生病。膀胱却主筋①所生病，亦可知也。小便不禁，茯苓汤下；大便有病，米饮汤送下。

脏腑实秘麻仁丸②

凡脏腑之秘，不可一例治，有虚秘，有实秘。实秘者，能饮食，小便赤，麻仁丸、七宣丸之类主之。

胃虚而秘厚朴汤③

胃虚而秘者，不能饮食，小便清，厚朴汤主之。

厚朴生姜制，三两　　白术五两　　枳实麸皮炒，一两　　陈皮三两　　甘草炙，三两　　半夏曲三两

---

① 筋：原作"节"，据四库本改。
② 此标题原无，据原目录补。
③ 此标题原无，据原目录补。

上为粗末，每服五钱，水一盏半，生姜五片，枣三枚，煎至一盏，空心服。

实秘者，物也；虚秘者，气也。

脉中少有力，浮则似止，胸中元气不及也，加人参、五味子、麦门冬、益智仁、沉香、丁香、川芎、白豆蔻。

气血弱者，不可服枳壳，以损其气也。

气血盛者，不可服丁香，以盛其益气也。

脉弦而虚，不可损气；脉大而实，不可益气。

气虚则生脉散，气实则三才丸。

内外诸疮所主方①

地之湿气，感则害人皮肉筋脉，内托散主之，以其外受也。膏粱之变，足生大疔，辛甘之过也，七圣散主之，以其内发也。去桂，加当归。疮肿消者，生姜自然汁调轻粉涂之。

诸疮有恶肉者，膏药内入巴豆、雄黄少许，不伤良肉，止去恶肉。不惟恶疮，若痈疽有死肉不能去者，巴豆②霜上之，深则纴③之，浅则干掺之，以膏药外护之，大效。

---

① 此标题原无，据原目录补。
② 巴豆：四库本作"白丁"。
③ 纴（rèn）：织布帛的丝缕。

三焦寒热用药图①

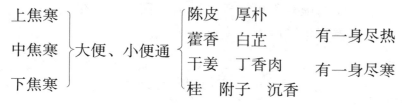

经云：无阳则阴无以生，无阴则阳无以化。又云：膀胱者，津液之府，气化则能出矣。

大 头 痛 论

　　夫大头痛者，虽为在身在上，热邪伏于己，又感天地四时非节瘟疫之气所著，所以成此疾。至于溃裂脓出，而又染他人，所以谓之疫疠也。大抵足阳明邪热大甚资实，少阳相火为之炽多，在少阳，或在阳明，甚则逆传太阳。视其肿势在何部分，随其经而取之。湿热为肿，木盛为痛。此邪发于首，多在两耳前后，所先见出者为主为根，治之宜早，药不宜速，恐过其病，上热未

---

① 此标题原无，据原目录补。

除，中寒已作，有伤人命矣。此疾是自内而之外也，是为血病。况头部受邪，现见于无形之处，至高之分，当先缓而后急。先缓者，谓邪气在上，所著无形之分，既著无形，所传无定，若用重剂大泻之，则其邪不去，反过其病矣。虽用缓药，若急服之，或食前，或顿服，咸失缓之体，则药不能腾升，徐溃无形之邪。或药性味、形状拟象服饵，皆须不离缓体，及寒药或炒或酒浸之类皆是也。后急者，谓前缓剂已经高分，泻邪气入于中，是到阴部入于中，染于内之有形质之所。若药不速去，反损阴分，此中治却为客热所当急也。治客以急，此之谓也。治主以缓，先缓谓也。谓阳邪在上，阴邪在下，各为本家病，不从先后，错其缓急，不惟不能解其纷，而复致其乱矣。此所以治主当缓，治客当急，谓阳分受阳邪，阴分受阴邪者，主也；阳分受阴邪，阴分受阳邪者，客也。凡所谓急者，当急去之，此治客以急也。假令少阳、阳明之为病，少阳者，谓邪出于耳前后也；阳明者，首面大肿也，先以黄芩、黄连、甘草，通炒剉煎，少少不住服呷之。或一剂毕，再用大黄，或酒浸，或煨，又以鼠黏子新瓦上炒，㕮咀，煎成去柤，纳芒硝各等分，亦时时呷之，当食后用。徐得微利，并邪气已，只服前药；如不已，再服后药，依前次第用之，取利已却止。如阳明渴者，加石膏；少阳渴者，加栝蒌根汤。阳明行经，加升麻、葛根、芍药之类，选而加之；太阳行经，加羌活、荆芥、防风之类，选而加之，并与上药相合用之，不可独用。散者，散也。此一节亦见《病机气宜》。治洪、长、伏三脉，风痫、惊痫、发狂，恶人与火者，灸第三椎、第九椎，服《局方》妙香丸，以针投眼子透，冷水内浸少时服之，如本方法。治弦、细、缓三脉，诸痫似狂，李和南五生丸。大凡治杂病，先调其气，次疗诸疾，无损胃气，是其要也。若血受病，亦先调气，谓气不调则血不行。又气为之纲，夫也，夫不唱，妇不随也。如妇人病经，先柴胡以行经之表，次四物以行经之里，亦先气而后血也。不能饮而渴，不能食而小便黄或涩，皆因胃气虚而生热，有形之物不入，火炎上而渴，戊就癸而化，所以小便黄赤如枣汁，法当补胃。以钱仲阳白术散，干葛、木香、藿香等药治之。

上焦渴，小便自利，白虎汤；

中焦渴，大小便不利，调胃承气汤；

下焦渴，小便赤涩，大便不利，大承气汤。

有六经发渴各随经药治之

表热，恶热而渴者，白虎汤。

皮肤如火燎，而以手重取之，不甚热者，肺热也，或目白睛赤，烦躁引饮，单黄芩一物。

两胁肌热，脉浮弦者，柴胡饮子。

一身热，或日晡潮热，皆血热也，四顺饮子。

夜则行阴，若发热者，血热也，四顺饮、桃仁汤选而用之。当视其有表入里、腹痛、血刺腹痛、中无转失气之类。

昼则明了，夜则谵语，热入血室，无犯胃气及上二焦，不治自愈。若甚则四顺饮子、桃仁承气汤证相似，当下者用之。

寅申发热，两胁不盛，亦为柴胡证。

表里内外俱热者，大柴胡汤。

昼则行阳，气也，柴胡；夜则行阴，血也，四顺。治项后侧少阳经中疙瘩，不变肉色，不问大小及月日深远，或有赤硬肿痛。

生山药一挺，去皮　蓖麻子二个，去壳

上二味，研匀摊帛上，贴之如圣。

两手大热，为骨厥，如在火，可灸涌泉三壮或五壮，立愈。

治臁刀脚膝疮方①

治臁刀及脚膝生疮，《局方》虚损门黄芪丸，服之则愈。

定痈疽地方^①

定痈疽死之地方：一伏兔，二腓腨，三背，四五脏俞，五项上，六脑，七髭，八鬓，九颐。

问三焦有几_{血海异同}

手少阳三焦之经，起于小指次指之外侧，出其端，终于目锐眦。足少阳胆之经，起于目锐眦，终足大指三毛。头至心为上焦，心至脐为中焦，脐至足为下焦，此又足太阳之别也。又《灵枢》云：脐下膀胱至足，为足三焦。右手尺脉为命门，包络同诊，此包络亦有三焦之称，为命门之火，游行于五脏之间，主持于内也。手三焦主持上也，足三焦主持下也，上、中、下三焦通为一气，卫于身也，为外护。既已头至心，心至脐，脐至足为状也，呼为三焦有名也，以为无状可呼。经云三焦者，水谷之道路也，却是有形状，何以然？上焦者，主内而不出；中焦者，主腐熟水谷；下焦者，主出而不纳。故经曰：上焦如雾，中焦如沤，下焦如渎也。手经者，主持上也；足经者，主持下也；命门者，主持中

---

① 此标题原无，据原目录补。

也；为卫者，护持外也。三焦元气为父①之气散也，包
络相从母也，并行而不相离，母之元气也，故俱会于胸
中。经云：膻中之分，父母居之，气之海也，如天地之
尊，不系五形。清邪中于上焦，名曰洁也，头痛，项
强，腰脊痛；浊邪中于下焦，名曰浑也，阴气为慄，便
溺妄出。表虚里急。上焦、下焦与中焦相混，上焦怫
郁，脏气相熏，中焦不治，胃气上冲，荣卫不通，血凝
不流。若卫气前通者，小便赤黄，与热相搏，因热作
使，游于经络，出入脏腑。阴气相通，阳气后微，阴无
所使，客气内入，嚏而出之，声嗢音兀咽塞，寒厥热壅，
必然下血。阴阳俱厥，脾弱液下。下焦不阖，清便下
重，便数而难，脐肠㽲痛，命将难全，此命门之脉诊在
右手尺也。经曰：五脏不和，五液注②下，当阖不阖，
便溺俱脱，生气绝矣，所以腹脐㽲痛也，故曰命将难
全。前三焦自外而入，后三焦自内而出，如雾不散而为
喘满，此出而不内也；沤不利而为留饮，留饮不散，久
为中满，上不能内，下不能出也；渎不利而为肿满，此
因上内而下不出也。此三焦之所不归也。三焦有藏而无
府，在内则游行，是在血也；在外则固护，是在气也。
上焦如雾者，气也；下焦如渎者，血也；中焦者，气血
分之也。下焦在脐下，膀胱上口，主分别清浊，出而不

---

① 父：四库本作"父母"。
② 注：四库本作"不"。

内，即传道也。治在脐下，名曰三焦，其府在气冲中。又云：有藏无府。成氏云：血室者，血之所居也，荣卫停止之所，经脉流会之处，冲脉是矣。冲者，奇经之一也，起于肾下，出于气冲，并足阳明经，夹脐上行，至胸中而散，为诸经之会。启玄子云：冲为血海，诸经朝会，男子则运而行之，女子则停而止之，皆谓之血室。《内经》曰：任脉通，冲脉盛。男既运行，女既停止。故运行者，无积而不满也；停止者，有积而能静也。不满者，阳也，气也；能满者，阴也，血也。故满者以时而溢，为之信有期也。溢，动也。乾道成男，坤道成女，故运行者，阳之象也；停止者，阴之象也。气血荣卫，男女皆有，内外谐和，其脉同诊。脉者，血之府也，故为气血之先，室为藏物之舍，亦为府也。三焦之府在气冲中，为男女血海之府。经又曰：有藏而无府，从无形而言之；有藏有府，从有形而言之也。清邪、浊邪所伤，三焦齐病，亦同两感。经云：心包络主之，脉出胸中，下膈，历络三焦。此其所以相与相火并行，与命门之脉同诊于右尺中也。

　　陈氏五运六气后有君火二论。即陈蓬运气图也。

许先生论关中梁宽甫证

　　右胁，肺部也。咳而唾血，举动喘促者，肺胗也。发热，脉数，不能食者，火来刑金，肺与脾俱虚也。肺脾虚而火乘之，其病为逆。如此者，例不可补泻。盖补金则虑金与火持而喘咳益增；泻火则虑火不退位而疵癖反盛。正宜补中益气汤也，先扶元气，少少以治病药和之。闻已用药而不获效，意必病势苦逆，而药力未到也。当与宽甫熟论，远期秋凉，庶就使平复。盖肺病恶春夏火气，至秋冬则退也。正宜于益气汤中，随四时阴阳、升降浮沉、温凉寒热。升降浮沉则顺之，寒热温凉则反之，顺其理和其气，为治之大方也。及见有证，增损服之，或觉气壅，间服加减枳术丸，或有间服加减枳术汤，数月后，庶逆气稍回，逆气回则治法可施。但恐已至色青、色赤，脉弦、脉洪，则无及矣。

近世论医，有主河间刘氏者，有主易州张氏者。盖张氏用药，依准四时阴阳升降而增损之，正《内经》四气调神之义，医而不知此，是妄行也；刘氏用药，务在推陈致新，不使少有怫郁，正造化新新不停之义，医而不知此，是无术也。然而主张氏者，或未尽张氏之妙，则瞑眩之药①，终莫敢投，至失机后时而不救者多矣；主刘氏者，未悉刘氏之蕴，则劫效目前，阴损正气，遗祸于后日者多矣！能用二家之长，而无二家之弊，则治法其庶几②乎！

---

①　瞑眩之药：《孟子·滕文公上》："《书》曰：'若药不瞑眩，厥疾不瘳。'"赵岐注："瞑眩，药攻人疾，先使瞑眩愦乱，乃得瘳愈也。"意谓愈病之药。

②　庶几：差不多。

论史副使病证

　　史副使病，不见色脉，不能解料。然以既愈复发言之，则亦恐宜取张氏依准四时阴阳升降用药，以扶元气，庶他日既愈而遂愈也。宽甫病候，初感必深，所伤物恐当时消导不尽，停滞淹延，变生他证，以至于今，恐亦宜仿刘氏推陈致新之意，少加消导药于益气汤中，庶有渐缓之期也。

王太医圆明膏①

　　圆明膏，太医王教授传。

　　槐英半斤，河水四斤②，浸二宿，熬槐英，取汁二升　黄连四两　川芎　防风各一两　当归　秦皮各二两

　　已上五味，剉如绿豆大，用河水六升，浸一宿，熬取汁三升，将槐英粗并此五味粗，再用水四升，熬取二升，通前共五升，相合铜锅内，用木炭文武火熬，入去蜡净蜜四斤。净蜜法：取蜜四升，入锅内微熬，勿令滚，其蜡沫尽浮在面上，急取下，以纸覆蜜面，候冷取纸，蜡自随纸去。再温蜜热，以绵滤入药汁内，同煎一

---

　　① 此标题原无，据原目录补。
　　② 斤：四库本作"升"。

时许，入下项飞石一十三两：

　　金星石　银星石　代赭石　菩萨石　寒水石　紫石英　云母石_{并白矾少许，同捣细}　滑石　井泉石　玄精石_{各一①两，另研为细末}　黄丹_{三两，研令极细}

　　已上一十一味，相合再研，水飞，焙干，共得一十三两，研开入药汁内，又熬一时，入后淬炉甘石二两。

淬法：炉甘石不以多少，用木炭火煅红，童子小便蘸，再煅红，再淬，凡七次，以碎为度，再研，水飞，焙干，净秤二两，入药汁内，又熬一时，入下项药：

　　铜绿_{半两，研}　青盐_{半两，研}　雄猪胆_{七枚，取汁}　白丁香_{一合水浸，研取清汁}　鹰条_{三②钱，如取上汁用}

　　已上药同熬，万转成膏。凡熬时用槐柳枝不住手搅，勿令尘入锅中，须于净室内熬膏，盛入磁器中，俟冷入下项细末。药不可热，热则药力去矣！

　　乳香　没药　轻粉　蕤仁_{去皮，各半两用}　朱砂　牛黄　脑子　血竭_{各钱}　杏仁_{去皮，半两}　南鹏砂_{一钱}

　　上件各别研，令极细。

　　珍珠　珊瑚　紫贝　硇砂　石𤫩　白矾　绿矾　朴硝_{各一钱}　盆硝_{半钱}

　　上用预留原熟清药汁，同研极细烂，搅入药中令匀，如常法点之，神效。

---

① 一：四库本作“二”。
② 三：四库本作“二”。

《中医经典文库》书目

一、基础篇

《内经知要》
《难经本义》
《伤寒贯珠集》
《伤寒来苏集》
《伤寒明理论》
《类证活人书》
《经方实验录》
《金匮要略心典》
《金匮方论衍义》
《温热经纬》
《温疫论》
《时病论》
《疫疹一得》
《伤寒温疫条辨》
《广温疫论》
《六因条辨》
《随息居重订霍乱论》
《濒湖脉学》
《诊家正眼》
《脉经》
《四诊抉微》
《察舌辨症新法》
《三指禅》
《脉贯》
《苍生司命》
《金匮要略广注》
《古今名医汇粹》
《医法圆通》

二、方药篇

《珍珠囊》

《珍珠囊补遗药性赋》
《本草备要》
《神农本草经》
《雷公炮炙论》
《本草纲目拾遗》
《汤液本草》
《本草经集注》
《药性赋白话解》
《药性歌括四百味》
《医方集解》
《汤头歌诀》
《济生方》
《医方考》
《世医得效方》
《串雅全书》
《肘后备急方》
《太平惠民和剂局方》
《普济本事方》
《古今名医方论》
《绛雪园古方选注》
《太医院秘藏丸散膏丹方剂》
《明清验方三百种》
《本草崇原》
《经方例释》
《经验良方全集》
《本经逢原》
《得配本草》
《鲁府禁方》
《雷公炮制药性解》
《本草新编》
《成方便读》

《药鉴》
《本草求真》
《医方选要》

三、临床篇

《脾胃论》
《血证论》
《素问玄机原病式》
《黄帝素问宣明论方》
《兰室秘藏》
《金匮翼》
《内外伤辨惑论》
《傅青主男科》
《症因脉治》
《理虚元鉴》
《医醇賸义》
《中风斠诠》
《阴证略例》
《素问病机气宜保命集》
《金匮钩玄》
《张聿青医案》
《洞天奥旨》
《外科精要》
《外科正宗》
《外科证治全生集》
《外治寿世方》
《外科选要》
《疡科心得集》
《伤科补要》
《刘涓子鬼遗方》
《外科理例》

《绛雪丹书》

《理瀹骈文》

《正体类要》

《仙授理伤续断方》

《妇人大全良方》

《济阴纲目》

《女科要旨》

《妇科玉尺》

《傅青主女科》

《陈素庵妇科补解》

《女科百问》

《女科经纶》

《小儿药证直诀》

《幼科发挥》

《幼科释谜》

《幼幼集成》

《颅囟经》

《活幼心书》

《审视瑶函》

《银海精微》

《秘传眼科龙木论》

《重楼玉钥》

《针灸大成》

《子午流注针经》

《针灸聚英》

《针灸甲乙经》

《证治针经》

《勉学堂针灸集成》

《厘正按摩要术》

《饮膳正要》

《遵生八笺》

《老老恒言》

《明医指掌》

《医学从众录》

《读医随笔》

《医灯续焰》

《急救广生集》

四、医论医话医案

《格致余论》

《临证指南医案》

《医学读书记》

《寓意草》

《医旨绪余》

《清代名医医案精华》

《局方发挥》

《医贯》

《医学源流论》

《古今医案按》

《医学真传》

《医经溯洄集》

《冷庐医话》

《西溪书屋夜话录》

《医学正传》

《三因极一病证方论》

《脉因证治》

《类证治裁》

《医碥》

《儒门事亲》

《卫生宝鉴》

《王孟英医案》

《齐氏医案》

《清代秘本医书四种》

《删补颐生微论》

《医理真传》

《王九峰医案》

《吴鞠通医案》

《柳选四家医案》

五、综合篇

《医学启源》

《医宗必读》

《医门法律》

《丹溪心法》

《秘传证治要诀及类方》

《万病回春》

《石室秘录》

《先醒斋医学广笔记》

《辨证录》

《兰台轨范》

《洁古家珍》

《此事难知》

《证治汇补》

《医林改错》

《古今医鉴》

《医学心悟》

《医学三字经》

《明医杂著》

《奉时旨要》

《医学答问》

《医学三信篇》

《医学研悦》

《医宗说约》

《不居集》

《吴中珍本医籍四种》